国家卫生健康委员会"十三五"规划教材

全国高职高专学校教材

供口腔医学技术专业用

口腔工艺管理

第2版

主　　编　吕广辉　陈凤贞

副 主 编　杨洪涛　任　华

编　　者（以姓氏笔画为序）

吕广辉　赤峰学院口腔医学院

朱晓斌　南方医科大学口腔医院

任　华　福州维尔德义齿制作有限公司

任　薇　四川大学华西口腔医学院

齐　健　黑龙江护理高等专科学校

孙　曜　天津市口腔医院

杨洪涛　潍坊护理职业学院

佟　岱　北京大学口腔医学院

陈凤贞　上海健康医学院

昭日格图　内蒙古医科大学附属包头口腔医院

哈斯达来　赤峰学院口腔医学院

编写秘书　哈斯达来

人民卫生出版社

·北京·

图书在版编目（CIP）数据

口腔工艺管理 / 吕广辉, 陈凤贞主编. —2 版. —
北京：人民卫生出版社, 2021.10（2025.5 重印）
"十三五"全国高职高专口腔医学和口腔医学技术专
业规划教材

ISBN 978-7-117-31479-4

Ⅰ. ①口… Ⅱ. ①吕…②陈… Ⅲ. ①口腔科学－工
艺学－高等职业教育－教材 Ⅳ. ①R783.2

中国版本图书馆 CIP 数据核字（2021）第 074837 号

人卫智网	www.ipmph.com	医学教育、学术、考试、健康，购书智慧智能综合服务平台
人卫官网	www.pmph.com	人卫官方资讯发布平台

口腔工艺管理
Kouqiang Gongyi Guanli
第 2 版

主　　编：吕广辉　陈凤贞
出版发行：人民卫生出版社（中继线 010-59780011）
地　　址：北京市朝阳区潘家园南里 19 号
邮　　编：100021
E - mail：pmph @ pmph.com
购书热线：010-59787592　010-59787584　010-65264830
印　　刷：北京印刷集团有限责任公司
经　　销：新华书店
开　　本：787×1092　1/16　印张：10
字　　数：243 千字
版　　次：2014 年 12 月第 1 版　2021 年 10 月第 2 版
印　　次：2025 年 5 月第 10 次印刷
标准书号：ISBN 978-7-117-31479-4
定　　价：32.00 元

打击盗版举报电话：010-59787491　E-mail：WQ @ pmph.com
质量问题联系电话：010-59787234　E-mail：zhiliang @ pmph.com

出 版 说 明

为了培养合格的口腔医学和口腔医学技术专业人才,人民卫生出版社在卫生部(现国家卫生健康委员会)、教育部的领导支持下,在全国高职高专口腔医学和口腔医学技术专业教材建设评审委员会的指导组织下,2003 年出版了第一轮全国高职高专口腔医学和口腔医学技术专业教材,并于 2009 年、2015 年分别推出第二轮、第三轮本套教材,现隆重推出第四轮全国高职高专口腔医学和口腔医学技术专业教材。

本套教材出版近 20 年来,在我国几代具有丰富临床和教学经验、有高度责任感和敬业精神的专家学者与人民卫生出版社的共同努力下,我国高职高专口腔医学和口腔医学技术专业教材实现了从无到有、从有到精和传承创新,教材品种不断丰富,内容结构不断优化,纸数融合不断创新,形成了遵循职教规律、代表职教水平、体现职教特色、符合培养目标的立体化教材体系,在我国高职高专口腔医学和口腔医学技术专业教育中得到了广泛使用和高度认可,为人才培养做出了巨大贡献,并通过教材的创新建设和高质量发展,推动了我国高职高专口腔医学和口腔医学技术教育的改革和发展。本套教材第三轮的 13 种教材中有 6 种被评为教育部“十二五”职业教育国家规划立项教材,全套 13 种为国家卫生和计划生育委员会“十二五”规划教材,成为我国职业教育重要的精品教材之一。

教材建设是事关未来的战略工程、基础工程,教材体现了党和国家的意志。人民卫生出版社紧紧抓住深化医教协同全面推动医学教育综合改革的历史发展机遇期,以规划教材创新建设,全面推进国家级规划教材建设工作,服务于医改和教改。为贯彻落实《医药卫生中长期人才发展规划(2011—2020 年)》《国务院关于加快发展现代职业教育的决定》等文件精神要求,人民卫生出版社于 2018 年就开始启动第四轮高职高专口腔医学和口腔医学技术专业教材的修订工作,通过近 1 年的全国范围调研、论证和研讨,形成了第四轮教材修订共识,组织了来自全国 25 个省(自治区、直辖市)共计 52 所院校及义齿加工相关企业的 200 余位专家于 2020 年完成了第四轮全国高职高专口腔医学和口腔医学技术专业教材的编写和出版工作。

本套教材在坚持教育部职业教育“五个对接”的基础上,进一步突出口腔医学和口腔医学技术专业教育和医学教育的“五个对接”:和人对接,体现以人为本;和社会对接;和临床过程对接,实现“早临床、多临床、反复临床”;和先进技术与手段对接;和行业准入对接。注重提高学生的职业素养和实际工作能力,使学生毕业后能独立、正确处理与专业相关的临床常见实际问题。

本套教材修订特点：

1. 国家规划　教材编写修订工作是在国家卫生健康委员会、教育部的领导和支持下，由全国高等医药教材建设研究学组规划，全国高职高专口腔医学和口腔医学技术专业教材建设评审委员会审定，全国高职高专口腔医学和口腔医学技术专业教学一线的专家学者编写，人民卫生出版社高质量出版。

2. 课程优化　教材编写修订工作着力健全课程体系、完善课程结构、优化教材门类，本轮修订首次将口腔医学专业教材和口腔医学技术专业教材分两个体系进行规划编写，并新增了《口腔基础医学概要》《口腔修复工艺材料学》《口腔疾病概要》3 种教材，全套教材品种增至 17 种，进一步提高了教材的思想性、科学性、先进性、启发性、适用性（"五性"）。本轮 2 套教材目录详见附件一。

3. 体现特色　随着我国医药卫生事业和卫生职业教育事业的快速发展，高职高专医学生的培养目标、方法和内容有了新的变化，修订紧紧围绕专业培养目标，结合我国专业特点，吸收新内容，突出专业特色，注重整体优化，以"三基"（基础理论、基本知识、基本技能）为基础强调技能培养，以"五性"为重点突出适用性，以岗位为导向、以就业为目标、以技能为核心、以服务为宗旨，充分体现职业教育特色。

4. 符合规律　在教材编写体裁上注重职业教育学生的特点，内容与形式简洁、活泼；与职业岗位需求对接，鼓励教学创新和改革；兼顾我国多数地区的需求，扩大参编院校范围，推进产教融合、校企合作、工学结合，努力打造有广泛影响力的高职高专口腔医学和口腔医学技术专业精品教材，推动职业教育的发展。

5. 创新融合　为满足教学资源的多样化，实现教材系列化、立体化建设，本套教材以融合教材形式出版，纸质教材中包含实训教程。同时，将更多图片、PPT 以及大量动画、习题、视频等多媒体资源，以二维码形式印在纸质教材中，扫描二维码后，老师及学生可随时在手机或电脑端观看优质的配套网络资源，紧追"互联网 +"时代特点。

6. 职教精品　为体现口腔医学和口腔医学技术实践和动手特色，激发学生学习和操作兴趣，本套教材将双色线条图、流程图或彩色病例照片以活泼的版面形式精美印刷。

为进一步提高教材质量，请各位读者将您对教材的宝贵意见和建议**发至"人卫口腔"微信公众号（具体方法见附件二）**，以便我们及时勘误，同时为下一轮教材修订奠定基础。衷心感谢您对我国口腔医学高职高专教育工作的关心和支持。

人民卫生出版社
2020 年 5 月

附件一　本轮口腔医学和口腔医学技术专业 2 套教材目录

口腔医学专业用教材(共 10 种)	口腔医学技术专业用教材(共 9 种)
《口腔设备学》(第 2 版)	《口腔设备学》(第 2 版)
《口腔医学美学》(第 4 版)	《口腔医学美学》(第 4 版)
《口腔解剖生理学》(第 4 版)	《口腔基础医学概要》
《口腔组织病理学》(第 4 版)	《口腔修复工艺材料学》
《口腔预防医学》(第 4 版)	《口腔疾病概要》
《口腔内科学》(第 4 版)	《口腔固定修复工艺技术》(第 4 版)
《口腔颌面外科学》(第 4 版)	《可摘局部义齿修复工艺技术》(第 4 版)
《口腔修复学》(第 4 版)	《全口义齿工艺技术》(第 4 版)
《口腔正畸学》(第 4 版)	《口腔工艺管理》(第 2 版)
《口腔材料学》(第 4 版)	

附件二　"人卫口腔"微信公众号

"人卫口腔"是人民卫生出版社口腔专业出版的官方公众号,将及时推出人卫口腔专培、住培、研究生、本科、高职、中职近百种规划教材、配套教材、创新教材和 200 余种学术专著、指南、诊疗常规等最新出版信息。

1. 打开微信,扫描右侧"人卫口腔"二维码并关注"人卫口腔"微信公众号。

2. 请留言反馈您的宝贵意见和建议。

注意:留言请标注"口腔教材反馈 + 教材名称 + 版次",谢谢您的支持!

第三届全国高职高专口腔医学和口腔医学技术专业教材评审委员会名单

前　言

　　《口腔工艺管理》(第2版)是根据在唐山召开的第四轮全国高职高专口腔医学和口腔医学技术"十三五"规划教材主编人会议的精神,遵循"三基""五性""三特定"的原则,按照口腔医学技术专业教育的培养目标,在第1版的基础上修订而成。

　　本教材的编写目的是对口腔工艺管理知识进行系统介绍。教材保留了第1版的架构和基本内容,包括概述、人力资源管理、材料与设备管理、生产流程管理与质量控制、环境管理与劳动保护、医技交流与合作、义齿加工企业的开设等,增加了数字化修复体制作工艺技术、口腔正畸矫治器及保持器的生产工艺等方面的内容。

　　本教材涉及口腔工艺的技术与流程等管理内容,为了便于说明和理解,教材选用各种图表帮助学生更好地理解所学内容。为了照顾学生的需求并符合认知规律,建议本教材安排在口腔医学技术各专业课程之后讲授。

　　管理学的内容非常丰富,在本教材中如何取舍难以把握,由于编者水平有限,本教材不足之处在所难免,我们诚恳地希望广大师生和口腔界同仁对本书提出批评和建议。最后,对在本书编写过程中给予大力支持的各位同仁表示衷心的感谢。

吕广辉　陈凤贞

2021年6月

目　　录

第一章 概 述

学习目标

1. 掌握：口腔工艺管理的概念、内容和要素。
2. 熟悉：口腔工艺管理的发展趋势。
3. 了解：古今中外管理学思想。

　　管理就是合理配置资源，持续构建能力，充分发挥决策、领导、计划、治理和控制的作用，以高效的组织运营和持续的创新来实现组织愿景的过程。口腔工艺管理属于管理学范畴，与其他行业的管理有很多共同之处，也有其固有特点。口腔工艺管理的内容同样涉及企业管理、财务管理、技术管理、质量管理、安全管理、培训管理等领域。近年来，随着国内口腔医学技术的快速发展，口腔工艺管理模式逐渐形成，管理理论和管理经验不断丰富。为了更好更快地发展口腔医学技术事业，口腔工艺管理理论和实践经验的总结需要得到重视，口腔工艺管理要借鉴管理学知识，结合行业特点，不断创新探索实践，形成具有中国特色的口腔工艺管理理论体系。

　　口腔工艺管理学主要包括口腔工艺人力资源管理、口腔工艺设备的应用管理、口腔修复工艺生产流程管理与质量控制、口腔工艺环境管理与劳动保护、医技交流与合作、义齿加工企业的开设等主要内容。

知识拓展

组织运营

　　组织运营就是将投入的生产要素转化为有形产品或无形服务，从而创造价值和增加经济效益的过程。过去，人们习惯于把有形产品的制造称为生产，把提供无形服务称为运营，现在不再加以区分，统称为组织运营。

第一节　西方管理思想简介

管理学的发展历史悠久，硕果累累，口腔工艺管理要汲取其有益的营养，以利于其更好更快地发展。中国口腔工艺行业及其管理理论和实践还处于萌芽或初始阶段，学习传承管理学的精华，勇于创新探索，对于行业和企业发展尤为重要。管理书籍中一般把西方管理思想分为两个管理时期及三个阶段。

一、西方早期管理思想（18 世纪中叶以前）

西方早期管理思想主要体现在不同时期管理制度以及宗教信仰和宣扬的思想。

二、西方传统管理思想（18 世纪中叶至 19 世纪末）

传统管理思想于工业革命过程中出现，代表性的人物和管理思想有：

1. 亚当•史密斯（Adam Smith，1723 年—1796 年）　1776 年出版的《国富论》中阐述的思想：

（1）生产力的大幅度改善都源于劳动分工。

（2）个人在追求最大利益的同时，"无形的手（市场）"使社会资源的分配达到最佳状态。

（3）主张"个人主义"，只要每个人都尽其所能地充分发展自我，整个社会必将获得更大的进步。

2. "科学管理的先驱"查尔斯•巴贝奇（Charles Babbage，1792 年—1871 年）　1832 年出版的《论机器和制造业的节约》体现了三个方面的管理思想：

（1）进一步发展了亚当•史密斯的分工思想，并提出脑力劳动也需要分工。

（2）提出固定工资加利润分享制度。

（3）在管理人与工人之间应建立协作关系，并不断寻找新的刺激方法，不断加深协作关系。

3. 罗伯特•欧文（Robert Owen，1771 年—1858 年）　被称为"人事管理之父"，他的管理理念是以人为本，实行人性化管理。

西方传统思想最杰出的贡献就是解决了分工和协作的问题，从而大大提高生产效率，其主要的原因有：

（1）劳动分工后，提高了工人对本身技术掌握的熟练程度。

（2）节省了工作中工种转换需要的时间。

（3）发明了许多新型设备，节省了劳动所需的时间。

三、西方古典管理思想（19 世纪末至 20 世纪初）

19 世纪末在企业中逐渐出现管理阶层，并对专门从事管理的活动进行研究，使管理职业化。

（一）科学管理理论

1. 弗雷德里克•泰罗（Frederick Winslow Taylor，1856 年—1915 年）在人类历史上首创"科学管理制度"，这一重要制度在管理思想和管理理论方面有重大的影响，并做了许多重要的开拓性工作。由于他的杰出贡献，他被誉为"科学管理之父"，并且这个称号被铭刻在他的墓碑上。

　　泰罗通过总结几十年试验研究的成果，归纳了自己的管理实践经验，概括出一些管理原理和方法，经过系统化整理，形成了"科学管理"的理论（图 1-1），为现代管理理论奠定了基础。当时推行"泰罗制"的国家和地区的劳动生产率提高了 2～3 倍，因管理工作分离促进了管理理论和管理实践的进步。但他把人当"机器人""经济人"，忽视"人性"，致使其实践仅局限于生产、车间、作业等方面的管理。

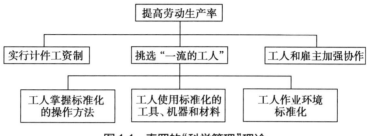

图 1-1　泰罗的"科学管理"理论

　　2. 亨利·劳伦斯·甘特（Henry Laurence Gantt，1861 年—1919 年）是科学管理运动的先驱之一，他提出任务和奖金制度，发明了"甘特图"，即生产计划的进展图，重视工业中人的因素。

　　3. 弗兰克·吉尔布雷斯（Frank Bunker Gilbreth，1868 年—1924 年）夫妇将泰罗的"工作研究"扩展至"动作研究"，将工作所需动作分解到最小单位进行研究，最终得出高效、省力和标准化的动作，大大提高了单位时间内的工作效率。对各项作业所需的合理时间及疲劳状态进行研究，对作业过程给出合理的指导和控制。制订了差别计件工资制。探讨工人、设备、工作场所三者之间的相互影响。

　　科学管理的特点就是一个目标和三个重视，即以提高劳动生产效率为目标，重视科学实验、个人效率、规章制度的作用。

　　（二）一般管理理论

　　亨利·法约尔（Henri Fayol，1841 年—1925 年），管理过程学派的创始人，他提出管理人员首先应具备相应能力，也应具备良好的个人素质。管理人员所具备的各方面能力都是以如下几个方面为基础的：

　　1. 身体健康、体力充沛、精力旺盛。

　　2. 理解能力、学习能力和判断力强，精力充沛，头脑灵活，思维敏捷。

　　3. 有毅力、坚强、勇于负责任、有首创精神、忠诚、有自知之明、自尊。

　　4. 具有不限于从事职能工作范围的各方面知识。

　　5. 从业务实践中获得知识，从自己的行为中汲取经验教训。

　　他根据自己的工作经验，归纳出简明的 14 条管理原则。

　　1. 劳动分工原则　劳动分工属于自然规律，不仅限于技术工作，也适用于各种组织管理工作。

　　2. 权力与责任原则　凡是存在权力的地方，就会有责任。权力与责任是相辅相成的，有责无权或有权无责都是组织上的缺陷。要贯彻权力与责任的原则，同时应制订奖惩制度。

3．纪律原则　纪律是组织制订的与员工之间的协定，员工需要尊重、遵守协定。纪律是一个组织发展的关键，没有合情合理的纪律，组织不断发展将无从谈起。制订并维持纪律需要具备的基本条件：

（1）组织内部有好的各级领导。

（2）公平及明确地制订协定。

（3）合理运用奖惩制度。组织纪律的执行状况主要取决于领导人的道德状况。

4．统一指挥原则　统一指挥原则要求必须做到一个下级人员只能服从一个上级的命令。如果两个或多个上级同时对同一个下级人员或同一件事行使他们各自的权力，就会出现组织混乱。任何一个组织，都不应存在双重指挥。

5．统一领导原则　法约尔认为对于力求达到同一目的的全部活动，只能有一个领导人和一项计划。人类社会和动物界一样，一个身体有两个脑袋，就是怪物，就难以生存。统一领导与统一指挥之间既有联系又有区别，统一领导原则要求一个下级只能有一个直接上级，这属于设置组织机构的问题。而统一指挥原则是一个下级人员只能服从一个上级的命令，是设置组织机构以后从事管理活动的问题。

6．个人利益服从整体利益原则　法约尔认为这个原则是每个人都十分清楚的原则，但是，往往无知、贪婪、自私、懒惰以及人类的一切冲动总是使人为了个人利益而忘掉整体利益。为了能坚持这个原则，法约尔认为成功的办法是：①领导人的坚定和好的榜样；②尽可能签订公平的协定；③认真监督。

7．个人报酬原则　组织确定员工个人报酬，首先需要考虑的就是能保障员工的最低生活水平和组织的基本经营状况。然后，再根据职工的劳动价值决定报酬方式。无论何种报酬方式都应以合理、公平为原则，从而使组织与员工得到最大可能的满足。

8．集中化原则　集中化原则主要指的是组织权力的集中与分散的问题。组织权利的集中与分散不断变化，所有提高部下作用的重要性的做法就是分散，降低这种作用的重要性的做法则是集中。实行集中化的最终目的是发挥所有人员的能力。

9．等级链原则　等级链是指最高权力机构到最低层管理人员之间建立关系明确的职权等级系列。等级链既说明了组织权力执行的路线，又表明了组织中信息传递的渠道。

10．秩序原则　法约尔所指的秩序原则包括两方面，物品的秩序原则和人的社会秩序原则。物品的秩序原则就是要使每件物品都在它应该放的位置上。社会秩序原则就是在组织中每个成员应按照自身能力定岗，从而最大限度地发挥自身能力。

11．公平原则　法约尔认为公平就是由善意与公道产生的。组织贯彻"公道"原则时，在不违背任何原则，不影响总体利益的同时，还要根据实际情况对员工的劳动表现进行"善意"的评价。

12．人员的稳定原则　法约尔认为，一个人到了新岗位上需要一定的时间才能很好地完成他的工作。所以，人员稳定才能使工作得到良好的延续和发展。但是人员的稳定是相对的而不是绝对的，年老、疾病、退休、死亡等都会造成组织中人员的流动。因此，人员的稳定是相对的，而人员的流动是绝对的。掌握合适的人员稳定和流动度才能使组织更好更快地发展。

13．首创精神　法约尔认为，满足人的自我需求是激励工作热情和积极性的最有力、最有效的刺激因素。对于组织高层管理来说，"需要采用合适的方式方法来激发和支持员工的首创精神"。然而,组织有太多的规章制度,会使组织内部员工的首创精神受到制约和限制。

14. 团队精神　团队精神是指一个团队的工作气势和氛围,它用来描述个体或群体在维护共同信仰和目标时,表现出来的努力、斗志和效率。

法约尔强调指出,以上14条原则在管理工作中不是死板和绝对的,应当注意各种可变因素的影响。因此,这些原则是灵活的,是可以适应一切需要的,但其真正的本质在于懂得如何合理运用它们。这是一门较难掌握的艺术,它需要高层管理人富有智慧、经验、判断力和对度的把握。

(三)行政组织理论

马克斯·韦伯(Max Weber,1864年—1920年)是德国著名的社会学家、政治学家、经济学家、哲学家,被誉为"组织理论之父",与卡尔·马克思(Karl Heinrich Marx)和埃米尔·涂尔干(Emile Durkheim)被称为社会学三大"奠基人"。他在管理理论上的主要贡献是提出了所谓理想的行政组织体系理论,他的管理理论集中反映在《社会和经济理论》的著作中。书中提到的"理想的行政组织体系理论"指出组织必须以合理、合法、权利为基础,才能使组织体系得以维系。所谓理想的行政组织体系理论具有以下特点:

1. 明确的分工　行政组织人员应按照职业进行明细分工,对所有岗位的权利和义务有明确的规定。

2. 等级原则　组织内的各种岗位或职位都应进行法定安排,从而形成一个健全的等级梯队。

3. 人员的任用　行政组织人员的任用要根据岗位的要求,通过正式的教育、培训、考试而获得资格从而选拔员工。

4. 职业管理人员　职业管理人员要有额定的工资和规范的晋升、晋级制度。行政管理人员是专职的管理人员,行政管理人员是企业的工作人员,担任公职的人都需要得到任命。

5. 遵守规则和纪律　行政组织管理人员必须严格遵守组织制定的各项规章制度、纪律以及管理流程。

6. 组织中人员之间的关系　组织中人员之间只存在等级管理关系,不应掺杂其他的关系。这种关系也同样适用于组织内部与外部的关系。

林德尔·厄威克(Lyndall F Urwick)与卢瑟·古利克(Luther Halsey Gulick)于1937年出版的《管理科学论文集》提出了管理七项职能,即计划、组织、人事、指挥、协调、报告、预算。

古典管理理论的缺点在于未将人作为影响管理的因素,只是把人视为"机器",是一个"无人的组织";只重视建立健全内部管理体系,完全忽略外部环境的影响。

四、行为科学理论(20世纪30年代至50年代)

(一)行为管理理论

行为科学的含义有广义和狭义两种。广义的行为科学是指包括类似运用自然科学的实验和观察方法,研究在自然和社会环境中人的行为的一门科学。狭义的行为科学是指工作环境中个人和群体的行为的一门综合性学科。行为科学研究分为人际关系学说和行为科学研究两个时期。

（二）梅奥与霍桑试验

美国行为科学家乔治·埃尔顿·梅奥（George Elton Mayo，1880 年—1949 年）于 1924 年—1932 年间负责进行美国国家研究委员会和西方电气公司合作的霍桑试验（Hawthorne Experiment）。霍桑工厂是一个制造电话交换机的工厂，当时已经具有较完善的医疗制度、养老金制度和娱乐设施，但工人们仍不满足，生产成绩一直不理想。研究委员会经过了照明实验、福利实验、访谈实验、群体实验这四个试验阶段，研究各种有关因素对生产效率的影响程度。梅奥根据霍桑试验得出的经验，于 1933 年出版了《工业文明中人的问题》一书，书中对管理理论提出了新的观点：

1. 人不是经济人而是社会人　物质条件的改变不是生产率提高或降低的决定因素。员工在追求金钱收入的同时，还需要友情、安全感、归属感以及认同感等，在某些方面后者要重于前者。

2. 企业中存在着非正式组织　非正式组织是工人在日常生产过程中，以个人的喜爱和好感为基础结成朋友、同伴而形成的团体。它是没有明文规定的，带有鲜明的情绪色彩。这种无形组织拥有特殊的范畴，对员工行为有着重要影响。古典管理理论只重视正式组织的作用，忽略了非正式组织的存在，从而对提高生产率有了很大影响。

3. 新型的领导　新型的领导在于提高职工满意度，来鼓舞工人的士气，促进协作，使组织成员能与领导真诚持久地合作，从而达到提高效率的目的。工人的士气包括工人对工作的积极主动性与协作精神。作为一个新型的领导，只有以不同的方式方法提高工人士气，才会更快更好地达到提高生产效率的目的。

人际关系学说第一次把研究的重点转移到人的因素上，开辟了管理理论的一个新领域，弥补了古典管理理论的不足，对后来的管理思想产生了深远影响。

（三）麦格雷戈的人性假设论

美国著名的行为科学家道格拉斯·麦格雷戈（Douglas M·Mc Gregor，1906 年—1964 年）在 1960 年出版的《企业中人的方面》一书中提出人性假设论：X 理论与 Y 理论（表 1-1）。

表 1-1　X 理论与 Y 理论的比较

理论	人性假设	管理要点	解析
X 理论	尽可能逃避工作的惰性是人生来就有的	管理者以利益为目的组织人、财、物等生产要素，从而获得更高利润	这些假设并不是人的本性，而是工业组织的管理哲学、政策和措施的后果，这种对人性的假设是错误的
	宁愿听从指挥，不愿承担责任，缺乏进取心是人生来就有的		
	漠视组织需要，以自我为中心是人生来就有的	指挥、控制、调整他人的工作、活动、行为等以满足组织需要	
	人的本性就反对变革，习惯于守旧		
	极少数人才具有解决组织问题的想象力和创造力	通过各种制度、手段或采用消极的管理方法，来满足人的各种需求，彼此求得相安无事	
	过分感性，缺乏理性，容易受外界的影响		

续表

理论	人性假设	管理要点	解析
Y理论	主动要求工作是人的本性	管理者通过有效地组织人、财、物等生产要素来实现企业的各种目标	管理过程主要是一个创造机会、挖掘潜力、排除障碍、鼓励发展的帮助、引导的过程
	在适当条件下，人们愿意和主动承担责任	将人安排到能发挥自身才能的工作岗位上，发挥职工的潜力	
	个人欲望与组织需要没有矛盾	重视人的基本需求，鼓励并参与组织目标的制订，使职工在为实现组织目标的同时，也能达到自己的目标	
	人对于自己的工作能实现自我管理和控制	把责任最大限度地交给工作者，让其担当具有挑战性的工作，担负更多的责任	
	大多数人具有解决组织问题的想象力和创造力	用信任取代监督，以启发与诱导代替命令与服从	

五、现代管理理论（20世纪60年代至今）

现代管理理论是西方思想发展和管理理论的第三个阶段。它是以古典管理思想、行为科学理论为基础，汲取先进的科学技术和不断创新的现代环境而形成的众多学派所创立的新理论。二战后出现了一系列学派，主要有经验主义学派、决策理论学派、人际关系学派、管理过程学派、管理科学学派、权变理论学派、社会系统学派、群体行为学派等。这一时期新的管理理论、管理方法和管理思想相继涌现，出现了百花齐放，百家争鸣的局面。

1. 经验主义学派　经验主义学派的代表人物是彼得•德鲁克（Peter F•Drucker，1909年—2005年），其主要观点是：

（1）提出并实行目标管理。

（2）提出经理人的工作任务：制订目标、分配任务、沟通、评估、培育人才。

（3）组织的目的是使平凡的人做出不平凡的事。

（4）提高知识工作的生产力。

2. 决策理论学派　决策理论学派的代表人物是赫伯特•西蒙（Herbert A•Simon，1916年—2001年），其在管理学上的主要贡献是提出了管理的决策职能：

（1）决策始终贯穿管理的整个过程；其核心概念和根本前提是"有限理性"原则。

（2）提出了人有限度理性行为和"令人满意的决策"的准则。

（3）决策可分为程序化决策和非程序化决策。

（4）将决策划分为四个阶段：搜集依据、列举方案、抉择方案、实施和评价方案。

3. 管理科学学派　管理科学学派的代表人物是埃尔伍德•斯潘塞•伯法（Elwood Spencer Buffa，1923年—2005年），他主张把一切管理行为当作数学函数模型来处理，并提出了大量的分析方法，如：成本分析、统计分析、图解和图像分析、线性规划以及计算机探索求解的方法等。

4. 权变理论学派　权变理论学派的代表人物是弗雷德•路桑斯（Fred Luthans，1939年—），提出了用权变理论可以统一各种管理理论的观点。1976年出版的《管理导论：一种权变学》一书中，系统地介绍了权变管理理论。他认为不存在一种管理适用于组织的各种情况，管理只能根据各种随性的情况而随机变化。

5．社会系统学派　社会系统学派的代表人物是切斯特•巴纳德（Chester Irving Barnard，1886 年—1961 年），他被誉为"系统组织理论创始人"和"现代管理理论之父"。1938 年，出版的著名的《经理人员的职能》一书中，根据经理人员的职能和工作过程，提出了一套组织理论，建立了现代组织理论的基本框架。同时，此书被誉为"管理思想的丰碑"。巴纳德认为所有组织均包含三个基本要素：合作的意愿、共同的目标和沟通。

第二节　中国管理思想简介

中国管理学虽然在近代才逐渐形成一个比较完善的管理体系，但管理思想与西方一样有着非常悠久的历史。中国传统管理思想早在夏、商、周时期就已出现，随着各朝各代的管理思想不断融合和发展，形成了具有中国特色的管理模式。在众多古代史书和典籍里面，记录着我国杰出的思想家、政治家、军事家，对政治军事经济文化等方面的管理思想，蕴藏着丰富的管理智慧和实践经验。大多数管理书籍中把中国管理思想分为三个时期：

一、传统管理时期（1840 年以前）

1．先秦时期（中国管理思想的萌芽、兴起时期）

（1）《周易》中提到的"变异"思想，至今对管理方面依然存在着重要启示。

（2）儒家的管理思想，如孔子的"修身、齐家、治国、平天下"的思想，孟子的"仁义"性善论，荀子的"性恶论"等，以"仁义礼智信"为核心的儒家体系中蕴含着丰富的管理思想。

（3）道家的管理思想，如老子的《道德经》中提到的"无为而治""顺其自然""道法自然""抓大放小""有所为有所不为"等，所阐述的管理思想博大精深。

（4）法家的管理思想，如韩非子的法、术、势相结合的专制主义管理体系、"法不败而治常规""立教于法"等的管理思想，对后来历朝历代的政治统治都产生了深远的影响。

（5）《孙子兵法》中提到的"知己知彼，百战不殆""击鼓作战""鸣金收兵""进退如一人""上下同欲"以及赏罚制度等的战略思想，在我国乃至国际上享有很高声誉，并发挥了巨大的作用。

2．秦汉时期（中国管理思想发展的重要阶段）　秦国是中国第一个实行中央集权制的封建国家。秦朝推崇法家治国，见之于政治、经济、军事、文化、社会等各方面，均被其后的历代王朝所沿袭。汉代采用了董仲舒的"罢黜百家，独尊儒术"的建议，使儒家学说得以成为几千年封建王朝的管理思想。并通过对盐、铁等商业上的一系列措施，逐渐形成了我国最初的经济调控体系。

3．隋唐时期（中国管理思想发展的又一个重要阶段）　隋唐时期更深一步加强了中央集权制。隋朝在推行三省六部制和裁减地方机构的同时，开创了科举制度。唐朝建立了议事制度，进一步推广和完善科举制度。隋唐时期实行了"劝农桑，薄赋徭"、均田制和租庸调制，使百姓得以休养生息，经济得到了快速发展。

4．宋元时期（中国管理思想的承接时期）　宋元时期强烈的社会矛盾日益尖锐。统治阶级中的部分有志之士，主张通过改革来缓和社会矛盾，王安石变法就是其中一次大胆的改革尝试。王安石力图通过理财和抑制兼并的手段，增加财政收入，改变当时的社会矛盾现象。元朝则通过"以儒治国"的管理思想，有效地缓解了日益尖锐的民族矛盾，从而巩固了统一的封建政权。

5. 明末清初（我国历史上一个大动荡时期）　明末清初出现的三位思想家黄宗羲、顾炎武和王夫之，对明朝灭亡的原因进行总结和反思，提出了限制君权，改革国家治理方式，改革土地和田赋制度，通过重视商业而增加社会财富等新的管理思想。

6. 清前期（清王朝的巩固上升时期）　清王朝建立初期，康熙为了巩固其统治地位，采取休养生息的政策，恢复京察、大计等考核制度，创建南书房制度，改革田赋和科举等制度，出现了中国古代封建王朝的最后一个盛世，即"康乾盛世"。虽说盛世，但闭关锁国、轻视科学、禁锢思想、重农轻商等管理思想导致政治、经济、文化、科技等方面远远落后于西方国家。

二、近现代管理时期（1840年—1949年）

1. 鸦片战争以后　鸦片战争以后，在爱国救亡运动中涌现出如魏源、康有为、梁启超等资产阶级维新派。推崇"师夷长技以制夷"，推行洋务运动，兴办企业。在维新变法中提出了废君主制改为君主立宪制、"开民智""废八股""兴学校"、发展工业、振兴商业等管理思想。这使得一些实业人士积极学习西方思想，开始实业救国，创办企业。通过购进国外先进设备，探询西方管理之道，积累生产、经营、销售等方面的先进管理经验。

2. 辛亥革命爆发后　辛亥革命爆发后，西方管理思想被不断引进，孙中山将西方国家的行政管理体制推行到中国，形成了"救穷防不均""开放"等经济管理理念。与此同时，留学欧美的一些学者开始回国，带回了泰勒的科学管理思想，开办企业进行经营管理实践。他们并未完全效仿西方科学管理理论，而是更着重于人性化的管理，创办许多富有竞争力的企业。第二次国内革命战争时期，针对根据地的公营工业企业，1934年中央组织局颁布了《苏维埃国家工厂支部工作条例》，规定了"三人团制度"，伴随着工人大会和常务会议的出现，标志着我国企业民主管理的开始。

三、当代管理时期（1949年以后）

1. 中华人民共和国成立后　管理上在借鉴苏联管理模式的同时，汲取西方先进的管理思想，并结合中国传统管理思想，实行计划管理、按劳分配、经济核算等一系列具有中国特色的管理制度和管理模式。在经历"大跃进""反右倾""人民公社化运动"之后，中国的经济发展出现了止步。在实施的"鞍钢宪法"中总结出"两参一改三结合"的管理模式，即干部参加劳动，工人参加管理，改革不合理的规章制度，工人群众、领导干部和技术员三结合，这种管理模式对促进企业管理水平的提高，起到了极为重要的作用。

2. 十一届三中全会后　中共中央在十一届三中全会上明确指出根本指导思想要从"以阶级斗争为纲"转移到"以经济建设为中心"上，实行"改革开放"，实行分级分工分人负责，加强管理机构和管理人员的权限和责任，提高工作效率。同时，开始进行经济管理体制改革，经济体制从计划经济向以计划经济为主，市场调节为辅的方向转变；从单一的公有制经济转变为以公有制经济为主体，多种经济成分并存的经济体制。确立"一个中心，两个基本点"的基本路线，构建了全新的政策体系。从此，我国开始进入经济管理思想与实践创新的黄金时期。

3. 2000年至今　宏观调控下的市场经济迅速发展，非公有制经济比例快速提高。企业管理在向科学规范化转型的同时也向社会化、国际化迈进。

无论是在宏观产业管理,还是在中观产业管理以及微观产业管理上,在不断吸取西方先进管理理念的同时,探索出具有中国特色的管理模式和方法,比如企业计划经济向市场经济转型,企业由封闭式管理转为开放式管理。随着市场开放程度的不断扩大,经济结构不断变化,管理也随之改革,主要体现在以下几点:

(1)企业管理由靠经验管理转变为现代化、科学化管理。

(2)传统企业制度转变成现代企业制度。

(3)企业单一化向多元化转变。

(4)企业由重视人性化管理取代重物管理。

(5)企业管理由行政官员管理转为"专家"管理。

(6)企业管理信息化的不断进步。

第三节 口腔工艺管理的基本活动和管理要素

口腔工艺管理要根据口腔工艺特点合理构建管理体系、合理配置企业资源,管理者充分发挥领导作用,以高效的运营和持续的创新来实现企业及员工的不断发展,推动行业的发展。在口腔工艺管理过程中,行业、企业和员工不断发展进步是口腔工艺管理的宗旨,所有的管理活动都应以此为中心展开。口腔工艺管理由管理主体、管理客体、组织目的、组织环境四个管理要素组成。

一、口腔工艺管理的基本活动

以企业的组织形式进行口腔工艺管理时,基本的管理活动可归纳为六种。

1. 技术活动 指企业的生产、制造、加工等活动,包含了质量、流程、规范等各个方面。在口腔工艺技术领域,技术活动处于最基础、最关键的地位,没有好的技术活动,做不出好的修复体,企业就不会有生命力。

2. 商业活动 指购买、销售、交换等活动,口腔工艺企业的购买活动主要包括义齿加工部门需要的各种材料、设备,也包括房屋甚至土地等。销售主要是指对外加工的修复体、矫治器。

3. 财务活动 指资金的筹措和运用,资金筹措和运用在义齿加工部门也十分重要,筹措是非经常性的,只在大量购入物资和技术升级改造时需要,资金运用则是义齿加工部门经常性的工作。资金运用主要追求高效益和低风险。

4. 安全活动 指设备维护和职工安全等活动。安全管理是任何企业永恒的主题,口腔工艺行业安全管理有其特殊性,企业内部应该建立健全规章制度,形成有效的运行机制,确保企业财产和职工身心的安全。

5. 会计活动 指货物盘存、成本统计、核算等。口腔工艺行业是劳动密集型、技术密集型、客户分散型的行业,统计信息数量大、种类多、比较分散,建立健全统计核算制度,实现精细核算是精细管理、正确决策的依据。核算体系的建立和不断改进是口腔工艺管理成功的法宝之一。

6. 管理活动 包括计划、组织、指挥、协调和控制等职能活动。口腔工艺管理的六种基本活动中,管理活动处于口腔工艺管理的核心地位。

二、口腔工艺管理的要素

（一）管理主体（管理者）

管理主体即管理者，是管理组织中的个体。管理者的职责是管理团队成员、制订决策、监督流程等，管理者一般应具备绝对的权威和高超的业务素质。"现代管理学之父"彼得·德鲁克认为，管理者的任务繁多，"决策"是管理者特有的任务，但管理者往往忽略决策的重要性，管理者不能及时、准确地决策会使企业陷入困境甚至绝境。决策可分为个人决策和集体决策。个人决策是管理者凭借自身的智慧、经验及所掌握的信息进行的决策，适用于常规事务及紧迫性问题，其特点是速度快、效率高。集体决策是由议事或决策机构（董事会、职工代表大会等）或上下级机构共同的决策，适用于制订长远规划和全局性的决策，其特点是能充分发挥组织智慧、集思广益，更大程度地保证决策的正确性和有效性。

口腔工艺企业通常将业务能力较强同时具有管理能力或潜力的人员提拔或聘任为管理者。如今口腔工艺管理已逐渐成为一种职业，如企业聘用的主管、质检员、部门主管等都具备较高的业务能力，并且承担着企业的管理工作。口腔工艺管理者在企业或单位内部起着决定性的作用，不同层级管理者的培养应始终作为企业的头等大事。

（二）管理客体

管理客体即组织中被领导、指导、管理的对象，较常见的就是组织或企业中的员工。广义而言，管理客体指企业的所有员工，同时也是企业的管理者。现代企业中所有员工都承担着各自的管理职能甚至角色，所以，在日常管理工作中很难区分管理者和被管理者的具体界限。在口腔工艺管理过程中，也应赋予每个员工一定的管理职能，发挥其主观能动性，调动其管理的积极性，当大多数人服从管理并参与管理的时候，企业管理的效率和效果就会发生质的变化。没有人力资源的激发和利用，就不可能实现企业的发展。管理过程必须考虑照顾员工的利益，员工应该分享企业发展的成果。增强员工对企业的认同感和荣誉感，最直接有效的办法就是增加员工的收入。因为没有合理的收入作为基本保障，员工自身就会缺少安全感，更难有对企业的归属感。因此，企业就需要有好的薪酬政策，并提供适当的培训机会。营造好的工作环境和人文环境，就会吸引更多的优秀人才，这是把产品做好的前提之一。企业在吸引人才上下大力气，增加投入的同时，也会反过来促使企业提高综合管理能力，从而使企业和产品在市场竞争中立于不败之地。企业应该认识到工资既是成本支出，也是人力资源投入，投入和产出永远都是正相关的。口腔工艺企业管理决策者必须转变观念，重视人力资源方面的投入。

（三）组织目的（企业目标）

组织目的即组织的追求，会左右企业的发展和未来。就社会意义而言，企业绝不应只追求经济利益。口腔工艺企业（组织）面向什么样的客户、引进培养什么样的人才、使用哪些技术、做什么样的产品、培育开拓哪些市场等，这些具体目标的追求和实现是企业更大目标实现的基础。口腔工艺企业在不同时期、不同阶段会有不同的发展目标。企业目标应该具体全面，而不应抽象单一。正面的追求越多，企业的活力就会越强。口腔工艺企业目标应该依据企业内外部条件来确定，企业目标要与自身条件相适应，与企业环境相协调。企业目标可能在不断变化，但始终要与企业自身条件和社会需求保持好协调关系。口腔工艺企业目标要适应专业、行业的特点，并依据管理能力、人力资源、客户需求、市场状况等条件的变化适时加以调整。

（四）企业环境

良好的企业环境是企业生存与发展的必要条件，是企业制订组织目标不可或缺的重要依据。企业环境大体分为外部环境和内部环境。

企业外部环境包括法律法规、经销商、客户、供应商、政府、社会公众以及竞争对手等。与口腔工艺企业生产和经营相关的国家政策、法律法规是一种具有强制性的企业生产环境，是企业生产经营所必须遵守的行业规则。企业想要正常的生产运营，只有合理地利用国家政策并遵守法律法规，才能确保企业合法正常运营。

企业内部环境包括企业资源、企业能力和核心专长。这些因素的变化始终影响企业目标制订、生产运营、市场开发与保护，从而影响企业的生存与发展。企业内部环境是提高企业产品市场竞争力的根本条件，企业市场的拓展必须要有企业内部的大力协同支持，这种支持来自于企业生产运营的各个环节。优化企业内部环境可以为企业的产品市场提供诸如供货、资金、人力、技术等多方面的支持。因此，企业良好的内部环境是企业做大做强的关键因素。

以上四者关系处理得当，企业就会做到真正意义上的"三赢"，即企业、员工和客户三者均受益，只有这样才能使企业不断健康发展。一个企业要在市场上经久不衰、持续发展，需要对新的生产技术、生产设备、信息技术、管理思想和营销策略进行合理应用，这些是保证企业生存与发展的重要因素，对企业的发展具有决定性作用，深刻影响着企业经销商和客户对企业产品的认可与忠诚度。

企业不断发展的同时也意味着需要不断创新。创新的过程本质上就是学习的过程，创新的源泉在于学习，学习的成效体现于创新。所以，创新与学习是一个相互交融、不可分割的整体。在竞争日益激烈的今天，企业的竞争力往往取决于企业的学习能力，企业的竞争优势在于有能力比竞争对手学得更快、更多。抢先半步夺商机，而这半步只有通过学习才能在观念和行动上比竞争对手领先。管理大师德鲁克也曾经说过：真正持久的优势就是怎样去学习，就是怎样使得自己的企业能够比对手学习得更快。在整个学习过程中，包括向各行各业以及竞争对手学习，在企业内寻找适合企业本身的创新理念。

第四节　口腔工艺管理发展展望

随着社会经济文化的进步和口腔医学技术的快速发展，我国口腔工艺管理在内容、形式、手段等方面都将发生深刻的变革，具有代表性的有以下几个方面。

一、信息化数字化智能化管理

近半个世纪以来，随着计算机、通信技术、信息技术的飞速发展，管理的理念和手段也在不断创新，信息管理内容与作用得到迅速发展，出现了许多新的概念。20世纪50年代，计算机应用刚开始时，管理信息系统主要用于会计领域，继而在商务方面发展为自动取款机、网络订票和电子商务。目前，信息化、数字化正在向医疗、教育领域快速发展。这一过程正在对管理、组织、社会产生深刻的影响，引发管理制度与管理模式的重大变革。数字化信息化管理、数字印模、激光打印、智能管理软件等都对口腔工艺管理提出了新的要求。

二、人力资源开发与激励

企业要将培养管理人才和培养技术人才并重视为企业取得成功的决定因素,遵循始于教育、终于教育的原则,实施不同层级的培训。既要培养从事工艺技术的专业技术人员,也要培养能够处理重大质量问题,具有战略思考能力的管理者。未来的管理人员尤其需要提高人际交往能力、技术能力、解决问题的能力。能力是高效率、高效能地完成相关任务所必需的关键技能。因此,让专业技术人员参与企业管理尤为重要。

近 20 年来,我国口腔工艺技术行业有了长足的发展,但是工艺技术行业人力资源总体层次偏低,技术水平、管理能力参差不齐,有的甚至比较落后。改善这一状况的途径首先要依靠开发人力资源、提高口腔工艺从业人员的素质,在高素质技术工作者中选拔并培养管理人才尤为重要和迫切。高等学校的口腔医学技术专业肩负着高素质技术人才以及潜在管理人才的培养任务。大力发展口腔工艺高等教育对整个行业的发展起到推动作用,影响整个行业的发展速度和质量。

传统的等级体系主要是根据职位的高低来激励员工。随着组织垂直职位的减少,这种报酬体系就会失去功能,因为员工意识到得不到晋升,报酬就不会有大的提升,从而缺乏工作动力。口腔工艺技术企业中部门主管、组长以及高级技师的岗位逐渐趋于相对稳定,不可能继续快速、大量地提拔技师,此时,一些初级、中级技师工作了很久得不到有效的岗位提升,就会出现消极怠工或者选择离开企业另寻出路,势必导致企业部分优秀员工的流失。

上述问题比较有效的解决方法是把薪酬建立在绩效和能力的基础之上,而不再建立在职位基础上,所以必须构建一个由固定底薪、能力薪酬和绩效薪酬三部分组成的激励体系。固定底薪由员工过去的贡献确定,可以根据当地每年的社会平均工资和市场水平进行适当的调整。能力薪酬可根据员工的实际能力,或是依据对特定领域的精通程度来决定。绩效薪酬基于组织、部门以及同事对员工绩效的综合评价。固定底薪原则上不能超过总体薪酬的 60%,这样才能迫使员工重视成绩和能力的发展,以提高自己的薪酬。

三、客户潜在需求的挖掘

客户需求有外在需求和内在需求的区别,也有现实需求和潜在需求的不同。

1. 外在需求　外在需求是最直接、需要外部提供才能满足的需求。这些需求往往都是现实的,供需双方容易产生矛盾。如客户既想得到质量好的义齿,又希望是低廉的价格,两者矛盾,简单地寻求妥协与平衡很难解决问题。企业要善于挖掘客户的潜在需求,并以此为突破寻找双方利益的共同点。比如,推广新材料新技术、提供全方位技术支持、帮助客户提高竞争力等,都会为问题提供有效的解决方式。这样既能满足双方的需求,又有利于事业的长远发展。

2. 内在需求　内在需求比较抽象,或许只是客户的一种意识,或者是解决某一问题所需要的方法,可以是技术方面的,也可以是管理方面或者是服务方面的。这些内在需求常常是客户的潜在需求,加工企业要把客户的潜在需求转化为现实需求。通过营销员的沟通、企业组织的专题学习、新产品的推广宣传,可以提高客户的认识和技术,增加对加工企业的信赖。总之,企业要善于挖掘客户需求,特别是潜在需求,从而形成客户与企业良好的合作关系。

未来的管理应更加依靠用户进行企业管理评价，注重客户满意度和忠诚度。由于市场需求结构不断变化，挖掘客户潜在需求，实现产品和服务的创新，达到客户满意和对企业忠诚的统一，将成为企业获得长期成功的诀窍之一。

四、全面的管理体系

口腔工艺管理体系将与环境管理、安全管理等其他管理体系相融，成为一体化的全面管理体系，以解决口腔工艺发展和社会需求等诸多综合性问题。随着资源紧缺和环境恶化的矛盾日益突出，企业的管理体系不仅要对消费者负责，整个行业更应作为整体对环境和全社会负责。

五、管理模式的发展

口腔工艺行业分工细化是近些年发展的主流，这种管理模式推动了行业的快速发展，对提高效率和保证效益起到了重要作用。然而这种细化又会制约人的全面发展，不利于优秀人才特别是全面管理人才的教育培养。为此，一些企业出现了培养和使用综合人才的模式。规模化生产企业的高效率和个人工作室的精细制作都显示了各自的优势和生命力。

企业只有稳定的运营和持续的创新，才能具备持续强有力的竞争优势。一般来说，适合企业运营的模式不适合开展周期长、高风险的创新活动，而适合创新的管理模式又不适合企业运营。要实现运营和创新统一，企业就要在运营管理模式下稳中求发展，同时组建独立的创新部门进行创新活动，为未来更深层次的发展作准备。未来口腔工艺管理模式也有可能向适合运营和创新的"二元化"甚至"多元化"方向发展。

 本章小结

　　本章对古今中外的管理思想进行了概括介绍，简单介绍了口腔工艺管理的概念、主要内容和管理要素，对口腔工艺管理的发展趋势进行了介绍。

思考题

1. 什么是口腔工艺管理？口腔工艺管理的内容和管理活动的要素有哪些？
2. 口腔工艺企业管理发展的主要趋势有哪些？

（吕广辉　齐　健）

第二章　口腔工艺人力资源管理

 学习目标

1. 掌握：人力资源管理的基本概念；口腔工艺人力资源的招聘过程和选拔标准。
2. 熟悉：人力资源的开发；绩效管理的流程；劳动合同；"产教融合，校企合作"是人力资源培养和开发的重要途径。
3. 了解：人力资源管理的基本内容。

第一节　概　　述

在知识经济时代的今天，人力资源堪称社会发展、企业成功的根本。企业如何选人、用人、培养人，单凭经验和感觉是不可靠的，需要人力资源管理的相关知识和理论来指导管理者的思考与行动。这些知识不仅对从事管理工作十分重要，对更好地从事口腔工艺生产也有重要意义。

一、人力资源管理的基本概念

人力资源的内涵是极其丰富的，学术界尚无统一的定义，其构成内容至少包括劳动者的体质、智力、知识、经验、技能、品德、情商等方面的内容。一般来说，人力资源是指在一定时间空间条件下，现实和潜在的能够推动整个经济和社会发展的劳动力的总和。它具有生物性、社会性、能动性、时效性、再生性、可开发性，是生产活动中最活跃的因素，是社会生产和发展必需的基本资源之一，与人口资源、劳动力资源、人才资源既有联系又有区别。

人力资源的概念如此丰富，对人力资源管理的定义可谓"仁者见仁，智者见智"，就管理范畴上来看，人力资源管理有宏观与微观之分。宏观人力资源管理是对一个国家或地区的人力资源实施的管理。它是指在全社会范围内，对人力资源的计划、开发、配置和使用的过程。其目的是调整和改善人力资源的整体状况，适应社会发展的要求，促进经济良性运行和健康发展。微观人力资源管理是通过企事业组织对人、财、物、事的管理，处理好人与人、人与财、人与物、人与事之间的关系，并对人的各种活动有效计划、组织、指挥和控制，以实现组织的目标。

二、人力资源管理的发展、基本内容与要求

人力资源的概念虽然出现得较早,但人力资源管理却是一门新兴学科,产生于 20 世纪 70 年代末。随着社会发展和实践的不断深入,人力资源管理经历了人力资本管理和以人为本管理两个阶段,前者将人视为一种资本来管理,后者将人视为价值创造中最重要的因素,认为员工的需求得到满足才能创造出更大的价值。

人力资源管理既是一门科学也是一门艺术,涉及的内容繁多,一般认为它包括岗位的分析与设计、人力资源规划、员工招聘与选拔、绩效考评与薪酬管理、员工激励、培训与开发、职业生涯规划、人力资源薪酬、劳动关系管理等(表 2-1)。

表 2-1　人力资源部门的职责

职责	具体事项
人力资源规划	1. 分析企业战略发展目标及人力资源状况,并对人才资源市场进行预测 2. 制订人力资源规划,由管理层审查、修订、督导和实施 3. 各项人力资源管理办法的拟定、修订、执行和督导
绩效管理	1. 绩效管理制度的制订、审核、公告、试行、评估、改善 2. 制订各部门和员工绩效指标考核体系,编制绩效考核表 3. 绩效考核体系的评估 4. 提出绩效管理的改进措施
招聘与选拔	1. 收集各部门人力资源需求信息,制订年度人员招聘计划 2. 招聘预算的拟定、审查、核准,实施年度人员招聘计划 3. 组织招聘面试和录取工作,办理新到人员报到手续
培训管理	1. 培训计划的制订和实施 2. 培训情况的汇总和评估
薪资福利管理	1. 建立薪资体系和年度酬金管理 2. 员工薪资计算、人员考勤统计 3. 企业福利体系拟定及作业统计管理
劳动关系管理	1. 劳动合同管理 2. 员工入职、离职管理 3. 劳资纠纷及人事异动处理 4. 劳动关系的沟通与维护

人力资源管理的核心是价值链管理,管理要通过制度平台来实现,制度设计要符合企业的实际,要有一定的前瞻性,要满足系统性与配套性的要求,要符合相关法律法规的规定。

 知识拓展

价值链的概念

价值链是哈佛大学商学院教授迈克尔·波特于 1985 年提出的概念。波特认为"每一个企业都是在设计、生产、销售、发送和辅助其产品的过程中进行种种活动的集合

体。所有这些活动可以用一个价值链来表明。"企业的价值创造是通过一系列活动构成的,这些活动可分为基本活动和辅助活动两类。基本活动包括内部后勤、生产作业、外部后勤、市场和销售、服务等。辅助活动则包括采购、技术开发、人力资源管理和企业基础设施等。这些互不相同但又相互关联的生产经营活动,构成了一个创造价值的动态过程,即价值链。

体现企业意志的制度确定后,人力资源管理者就成为了决定性要素。人力资源管理者要有哲学家的深度、政治家的高度和艺术家的灵感,实现对人力资源需求的最大满足,对人力资源的最大开发,从而实现人力资源的最大价值。

一名合格的专业人员,首先是正确价值观的坚定践行者,相关政策法规和专业标准对口腔工艺人力资源提出了要求:

（1）确定从事产品质量相关工作人员具备必要的能力。

（2）提供培训或采取其他措施以满足需求。

（3）评价采取措施的有效性。

（4）确保员工认识到所从事活动的重要性,以及如何为实现质量目标作出贡献。

课堂互动

人力资源认识的交流

综合人力资源管理的基本知识,从人力资源管理角度,就习近平总书记关于"职业教育是国民教育体系和人力资源开发的重要组成部分,是广大青年打开通往成功成才大门的重要途径,肩负着培养多样化人才、传承技术技能、促进就业创业的重要职责,必须高度重视、加快发展"的讲话,进行小组交流,谈谈自己的感受。

第二节 口腔工艺人力资源的规划与招聘

人力资源规划也叫人力资源计划,是指根据企业的发展规划和发展战略,通过对企业未来的人力资源需要和供给状况的分析及评估,对人力资源的获取、配置、使用、保护等各个环节进行职能性策划,以确保组织在需要的时间和需要的岗位上,获得各种必需的人力资源的规划。招聘是一个系统工程,由招募和选拔两个相对独立的过程组成,招募是指确定人力资源需求,吸引候选人来填补岗位空缺的活动,选拔是挑选符合企业要求的求职者。

制订口腔工艺人力资源规划的依据是企业的现状与未来、部门结构与职能、人员需求与预测、人工成本与管理费用、制度设计与规范、未来市场走向等,需要进行多层次、多角度、全方位的论证。口腔人力资源规划要具有全局性、整体目标性和长期性。

招聘要让最适合的人在最恰当的时间进入最合适的岗位,为组织作出最大的贡献。招聘应遵循公开、公平、择优、高效的原则。招聘的一般程序如下:

一、制订招聘计划

招聘计划需要对人员的需求、选拔的标准、招聘小组的人选、招聘信息发布的时间和渠道、应聘者的考核方案、招聘的截止日期、招聘的费用等进行合理的计划。

口腔工艺行业的招聘计划要注意行业发展趋势。随着数字化生产的发展,数字化生产设备日新月异,义齿加工行业劳动密集化程度逐渐降低,制订招聘计划时要把当前需求和整个行业发展密切结合起来。

口腔工艺行业的招聘计划要研究政策,深入院校,提前准备。产教深度融合是职业院校提高人才培育质量的有效途径,也是发达国家职业教育的重要成功经验。口腔工艺行业可以利用职业院校的教育资源,将招聘计划与教育培养结合起来。

口腔工艺行业的招聘计划可以将对内招聘与对外招聘结合起来。对内招聘主要是职位调动,目的是优化人力资源配置,激发员工热情,促进员工成长。对外招聘主要是增加新生力量或对老员工进行调换。

二、确定选拔标准

确定选拔标准首先要进行岗位分析,仅仅靠简单的岗位说明难以解决这个问题,需要进一步对岗位进行多层次、多角度的分析,以建立岗位胜任素质的模型。岗位胜任素质是指在特定工作岗位、组织环境和文化氛围中的成绩优异者所具备的可以客观衡量的个人特质(表 2-2)。

表 2-2　义齿加工企业岗位胜任素质调查表

素质	素质解释	与岗位关联等级[1]	主要关联事件和职责
身心健康	有无重大疾病、传染病、过敏史,有无不良嗜好,是否合群,精神是否稳定等,是否具有一定的积极主动性、坚韧性和自我控制能力		
价值观和自我认知	正确价值观,服务意识和敬业精神,科学的信仰及团队协作能力,理想及短期奋斗目标,个人的兴趣及爱好,对自己优点和不足的认识及个人发展计划		
知识储备	具有一定的文化知识和专业知识,具有所从事工作的专业背景和教育经历		
技术能力	具备完成所从事工作和任务的技能和方法,能熟练运用与自己从事的技能工作的工具,顺利完成从事的工作环节,并能控制成本,使利润最大化		
学习能力	善于发现所从事工作的不足,关注技术的改进,能够及时总结、归纳并不断提高自己的技术能力,并将其应用到日常工作中以提高个人和组织绩效		
敬业精神	具有明确的使命感,热爱岗位,认可自己的工作职责,并全身心投入到工作中,尽心尽力完成工作任务		

续表

素质	素质解释	与岗位关联等级①	主要关联事件和职责
大局意识和团队合作	开展工作时，能够全面考虑公司整体及其他部门的情况，能为整体利益牺牲局部利益或个人利益；能主动征求他人意见，与他人互享信息，有能力和意愿使自己的行为与组织的需求、目标等保持一致		
创新能力与灵活性	能够推陈出新，在技术和管理等方面追求卓越，进行突破性创新行为，在环境发生变化时，能够依照当时情况及时调整自己的工作方法和处事方式		
市场敏锐度	了解市场动态，能够关注外部客户不断变化的需求，竭尽所能帮助和服务客户，为客户创造价值		
影响能力	有培养他人的意愿，能够运用数据、事实等直接手段，或通过人际关系、个人魅力等间接影响他人，使其接受自己的观点或使其产生预想行为的能力		
领导能力	能够对组织内外环境分析判断，制订组织中长期发展规划，并能把具体工作和发展目标结合起来，通过有效组织各类资源，保证计划高效顺利实施		

①等级描述：5——非常需要，4——需要，3——偶尔需要，2——不需要，1——不知道

一般来说，口腔工艺行业招聘选拔标准应该考虑如下几个方面：

1. 身心健康 对口腔器材不特殊过敏，正直、诚实，有团队合作能力。

2. 知识结构完整 知识范围涉及口腔工艺技术专业知识、相关的管理知识、财务知识、业务流程等。

3. 正确的价值观和自我认知 这决定了服务意识、敬业精神、团队精神和稳定的行业特性。

4. 必备的技能 指完成工作和任务必备的技能和方法，这一点对口腔工艺专业人员极为重要。

5. 正确的工作动机 这是一个内在的自然而持续的想法和偏好，能引导和决定一个人的行为。

三、选择招聘渠道

选择招聘渠道，不仅要考虑岗位性质、招聘人员特点，还要考虑企业的目标与战略实施。招聘首要任务是满足企业的用人需求，同时具有宣传企业形象的功能。专业性要求高的需要在一些专业网站、专业杂志上发布招聘广告。选择招聘渠道如同宣传企业产品，要使对方迅速获知并了解企业。

随着口腔工艺行业要求越来越高及数字化生产的趋势，对应聘人员的要求也越来越高，技术的变革需要人才的定制，产教融合是解决高素质劳动者短缺最直接最有效的渠道。

四、评估招聘效果

招聘选拔是否有效需要经过实践的检验，一个完善的招聘管理体系需要不断修正。评估要从如下几个方面进行：

1. 满意度 主要从部门信息反馈和本人适岗反馈等方面进行综合评价。

2. 招聘周期 是指从提出招聘需求到人员实际到岗之间的时间，它反映出招聘的效率，关系到企业招聘成本。

3. 招聘成本 主要包括广告费、劳务费、材料费、行政管理费等。

4. 招聘方法与录用人员数量评价 包括印发申请的数量、录用比等。

招聘工作结束后，负责人应撰写评估报告，真实地反映招聘工作的过程，为今后工作积累经验。

第三节 口腔工艺人力资源的培训与开发

口腔工艺人力资源的培训指通过科学的方法，促使员工在知识、技能、态度等方面得到提高，使员工的综合能力得以提升，从而确保员工能够按照义齿加工企业的目标和规划完成所承担或将要承担的工作。培训有广义和狭义之分，狭义的培训专指员工的工作训练，广义的培训包括训练和教育。人力资源的培训是企业和组织提升综合能力的重要工作。培训有多种形式，按与工作的关系划分为岗前培训、在职培训和脱产培训。

进行人力资源的培训有来自职工本身的内在需求，也有来自增加企业竞争力的外在需要。企业组织进行培训要结合企业文化，紧扣企业目标，调查员工需求，制订培训计划，遵循战略原则、长期性原则、学以致用原则、投入产出原则、有效影响原则、方法科学原则有效地进行培训。培训后及时准确评估和总结，为今后培训积累经验。

一、调查培训需求，制订培训计划

培训需求要建立在全面调查和客观分析的基础上。需求产生于目前状态与理想状态之间的差距。培训需求的调查与分析对培训工作至关重要，是培训成功的前提条件。调查分析可通过访谈、观察、小组工作会议和问卷调查等方式，汇总得出最终结果。对培训的必要性全面分析，要做到"对症下药"；对培训需求的层次性深入分析，要做到"药到病除"。当今口腔工艺行业的培训多侧重于技术培训和数字化生产的培训，随着竞争压力的增加，员工的心态调整和人文培养显得日益突出（表 2-3）。培训需求的分析应包括下面几项内容：

（1）了解员工的生活背景、发展经历、日常生活状况，以达到了解员工、理解员工的目的。

（2）确定员工的知识、技能、精神需求，以便做到有的放矢。

（3）明确培训的主要内容，制订科学的培训方法，做到有效培训。

（4）了解员工培训态度，获取领导和各部门支持，调动全员力量。

（5）制订培训程序，提供培训评估依据，避免时间和金钱浪费。

表2-3 员工教育培训过程调查问卷

调查项目	员工的需求性				本课程对公司发展的重要性			
	非常不需要1	不需要2	需要3	非常需要4	非常不需要1	不需要2	需要3	非常需要4
数字化生产技术								
计算机知识								
法律常识								
理财常识								
物料管理								
职业规划								
生产安全常识								
成本控制								
人际关系与沟通技巧								
政策法律法规								
企业管理								
心理指导								

二、选择培训课程与培训者

1. 选择培训课程 培训课程设置与课程内容是课程设计的核心问题，本着按需设课的原则，结合学员应掌握的技术技能，选择不同难度的课程内容进行合理组合，同时也要满足学员在时间方面的需求。选择培训课程时要遵循以下原则：

（1）符合培训需求：包括企业需求、任务需求、行业需求和员工需求。

（2）以受训者为中心：符合不同程度员工的学习特点，真正做到以员工为本。

（3）现实性和前瞻性兼顾：既具有可操作性、实用性，又要结合行业发展趋势。

学习分知识性学习、技能性学习和态度性学习。培训课程也围绕这三个核心展开。根据培训内容和培训需求，也可将培训课程分为员工入职培训课程、基础技能性培训和科技发展类培训。

口腔工艺人力资源的入职培训较为简单，主要包括用人单位的历史、工作制度、企业文化、义齿制作的相关标准及相关的基本工作能力的培训。

基础技能培训是对各工作岗位应掌握的知识和标准操作技能的培训。在口腔工艺人力资源中起重要作用。

科技发展类培训是根据口腔工艺的科技、管理等发展动态，结合企业自身发展目标和竞争战略，为企业发展提供新型人才的培训。

2. 选择培训者 企业培训工作者是企业培训工作的主体，是培训工作的落实者和实施者，在整个员工培训过程中占据重要地位，他们的素质高低关系到培训效果的好坏。培训工作者一是外部聘请，二是内部选拔。一名合格的培训工作者，必须在个人能力、心理素质和职业态度方面有严格要求，既要有丰富的培训经验，还要能带来新观点、新理念，同时还要对企业比较了解，可以和受训人员进行更好的交流。

三、培训预算

培训活动要有充足的培训经费作保障，培训经费的预算包括年度培训经费预算和单个培训项目的经费预算。

确定年度培训经费可通过比例法、人均预算法、需求预算法、推算法等方法对经费进行合理预算。比例法是针对有固定培训经费的企业而言，一般是根据一个基准值确定一定的比例，比如以员工数量或全年销售额定出一定比例。人均预算法首先确定企业内人均员工的培训经费数额，再乘以员工人数得到总值。需求预算法在已确定年度培训计划的基础上，先计算每一项的预算，再计算出总的预算。推算法是根据往年的培训经费，参考新的培训变化来确定今年的培训经费。

确定单个培训项目的经费时，一般要通过成本计算来确定总的培训费用。培训成本包括：培训项目开发成本、资料成本、固定资产使用费、交通及住宿费、培训师及辅助人员工时费、培训的机会成本等。

四、培训效果评估

与管理中的控制功能相似，企业培训在某一项目或某一课程结束后，要对培训的效果进行一次总结性的评估和总结，以便找出本次培训受训者有了哪些收获及不足。所谓培训效果评估，就是企业组织在人员培训过程中，依据培训的目的和要求，运用一定的评估指标和评估方法，检查和评定培训效果的环节。人员培训的评估就是对人员培训活动价值的判断过程。

目前，国内外运用最广泛的培训评估方法是采用美国学者柯克帕特里克在1959年提出的评估模型。柯克帕特里克从评估的深度与难度将培训效果分为以下4个层次：

（1）反应层面评估：是指受训人员对培训项目的印象如何，包括对培训科目、讲师、方法、内容和培训收获等方面的看法，主要通过问卷的方法来衡量。

（2）学习层面评估：是目前最常用的一种评估方式，它是测量受训人员对原理、技能和态度等培训内容的理解和掌握，主要通过笔试、过程性考核的方法来衡量。

（3）行为层面评估：指受训人员培训后在实际岗位工作中的行为变化，以判断所学知识和技能对实际工作的影响，由同事、客户和下属进行绩效考核来衡量，这是考察培训效果最重要的指标。

（4）结果层面评估：上升到组织高度是判断培训是否对企业经营有具体而直接的贡献，主要通过效益、事故率、返修率、士气等来衡量，通过这样的分析，企业能够了解到培训带来的收益。

培训效果的评估有定性分析法和定量分析法。定性分析法只是对培训项目的实施效果进行方向性的判断，优点是综合性强，需要资料少。定量分析是对培训作用的大小、受训者行为方式改变程度及企业收益多少进行的数据分析。

培训效果评估流程一般按设定评估目标、建立培训效果信息库、制订评估方案、评估实施的步骤进行效果评估。

通过对培训活动进行评估，既可以了解培训是否达到了原定的目标与要求，又可以了解受训人技术知识或行为表现的改变是否来自培训本身，从而评价培训的效果。

五、产教融合、校企合作

目前,国家加快发展职业教育,完善职业教育和培训体系,深化产教融合、校企合作。校中厂、厂中校是职业教育的成功经验,校企联合办学是培养高素质实用型人才的有效途径,校企联合多元主体办学是培育专业人才、企业培训职工、发现人才、储备人才的有效途径。

国家职业教育有关政策为职业教育和人力资源开发培训指明了方向。产教融合、校企合作的模式有益于传授内容与岗位需求对接,传授过程与生产过程对接,有益于专业人才的思想品德与专业素养的培育。

第四节 口腔工艺人力资源的绩效与薪酬管理

绩效与薪酬管理是人力资源管理的重要内容,它在口腔工艺行业中起激励、规范、发展、控制、沟通、补偿、协调和配置的作用,两者既有联系又有区别。

一、绩效考核与绩效管理

绩效考核又称绩效评估,是对员工的工作行为与工作结果进行全面、系统、科学的考察、分析、评估与传递的过程。绩效考核本身不是目的,而是一种管理手段,其实质就是从组织经营目标出发,对人的素质、工作状况以及贡献程度进行评价以促进员工绩效的提高。它遵循公平与开放原则、反馈与修改原则、定期化与制度化原则、可靠性与正确性原则以及可行性与实用性原则。

绩效管理是对绩效实现过程各要素的管理,是基于企业战略上的管理活动。绩效管理通过对企业战略的建立、目标分解、绩效评价,并将绩效用于企业管理活动之中,激励员工持续改进业绩并最终实现组织战略以及个人目标,是为了实现一系列中长期的组织目标而对员工的绩效进行的管理。随着对管理认识的深入,人们对绩效管理也持不同的观点,本着在口腔工艺行业不管设备如何发展,核心是"使用设备的人"的思想,本教材持"绩效管理是管理员工绩效的系统"的观点。

绩效考核与绩效管理是两个不同的概念,绩效考核是绩效管理的核心部分,是绩效管理的关键环节,两者在基本概念、目的、性质、过程和实际操作等方面都各有不同。绩效管理是一个完整的管理过程,它侧重于信息沟通和绩效的持续提高。绩效考核是管理过程的局部环节和手段,侧重于判断和评价,强调事后评价,且仅在特定时期出现。具体地说,绩效考核与绩效管理的区别表现在:

(1)绩效管理是人力资源体系的核心内容,而绩效考核只是绩效管理中的关键环节。

(2)绩效管理是一个完整的管理过程,而绩效考核是管理过程的局部环节和手段。

(3)绩效管理具有前瞻性,而绩效考核是回顾过去一个阶段的成果,不具备前瞻性。

(4)绩效管理有完善的计划、监督和控制的手段和方法,而绩效考核只是提取绩效信息的一种手段。

(5)绩效管理注重能力的大小,而绩效考核注重成绩的大小。

两者又是有密切联系的,通过绩效评价可为组织绩效管理的改善提供参考依据,帮助组织不断提高绩效管理水平和有效性，使得绩效管理真正帮助管理者提高组织管理水平，帮助员工和口腔工艺单位提高绩效水平。

二、绩效管理的目标、计划、实施、考核、反馈与改进

绩效管理的目标和计划是绩效管理流程的一部分，是管理过程的起点。"好的开端是成功的一半"，绩效管理的目标和计划在绩效管理过程中显得尤为重要。绩效管理目标化的重要意义表现在：

（1）绩效管理的目标化可以使每位员工的行为与战略目标保持一致，从而实现企业发展目标，提高企业在市场竞争环境中的整体运作能力和核心竞争能力。

（2）绩效管理的目标化可以促进人力资源的开发和利用，达到员工持续成长、绩效持续改善的目的。

（3）绩效管理的目标化可以促进企业高管层与员工之间的沟通与交流，形成开放、积极参与、主动沟通的企业文化，增强企业的凝聚力。

（4）绩效管理的目标化有利于公平公正地评价每一位员工的贡献，用于确定员工的晋升、奖惩和培训方向，使人力资源管理逐步走向科学化、规范化。

绩效管理的目标可以分为公司、部门和员工三个层次。公司的绩效目标一般由总经理负责完成。公司的绩效目标确定以后，需要分解到部门，部门再分解到员工，这样就形成了企业的目标体系。

目标和计划一体两面，辩证统一，不可分割。从静态的角度看，绩效计划就是一个关于工作目标和标准的契约；从动态上看，绩效计划是管理者与员工共同讨论以确保员工在评价期间内应该完成什么工作和达到什么绩效目标的过程。绩效计划的制订是一个自上而下的目标确定过程，通过这一过程将个人目标、部门目标与组织目标结合起来。绩效计划经过准备、沟通、审核确认的程序制订，一般包括如下内容：①员工周期内达到的工作目标和完成期限；②员工达到目标过程中遇到的困难和障碍，以及管理者会提供的支持和帮助；③员工工作结果的信息来源及评价员工工作结果的标准；④员工各项工作目标的权重情况和员工工作时可以拥有的权力及可以得到的资源；⑤绩效周期内员工对公司的影响及与管理者沟通的方式。

绩效计划制订以后，员工就开始按照计划开展工作。在工作过程中，管理者要对员工的工作进行考核、指导和监督，及时解决发现的问题，并根据实际情况及考核情况及时对绩效计划进行调整并不断对员工进行指导与反馈，积极进行持续有效的绩效沟通（表2-4）。

有效的绩效沟通是绩效实施阶段的重要内容。首先，企业所处的环境变化因素不断增加，进行持续有效的沟通有助于适应环境变化。其次，有效沟通可以及时了解员工在执行绩效计划过程中遇到的各种各样的困难，及时给予指导和帮助，而且员工也希望在工作过程中不断得到相应的资源和上级的帮助。最后，管理人员需要及时掌握下属的工作进展情况，协调团队的工作，这也要求他们通过有效的沟通获取必要的信息。

沟通的方式多种多样，可以通过面对面谈话、周工作交流、部门办公例会总结、月计划分析、公司办公例会讨论、员工协调例会讨论等来进行有效的沟通。沟通的内容主要包括当前工作目标的落实情况、整体工作的评估、员工的要求与期望。

表2-4　绩效考核量表

被考核人	工号	生效日 年　月　日	考核结果有效期 年　月　日		
项目	考核标准		分值	考核评分	考核人签名
				初核分： 复核分：	
				初核分： 复核分：	
				初核分： 复核分：	
总分	平均比例		最高分比例		最低分比例
考勤：		记功嘉奖：		记过或处罚：	
考核人确认：					
评核人确认：					
审核人意见：					

　　作为一名管理者要有良好的沟通技巧，如善于倾听，呈现恰当的面部表情，呈现自然开放的姿态，避免出现含有消极情绪的动作；有效反馈，多问少讲，讲要具体，对事不对人，多用我们，少用你；侧重思想经验的分享而不是训导，把握良机，适时反馈等。实施过程的持续和记录也是绩效实施过程的要点。

三、薪酬与薪酬管理

　　随着口腔工艺行业竞争日益加剧，义齿加工企业如何吸引、留住人才，如何客观、公正、合理地补偿劳动者，既能发展企业，又能保证员工获得经济和心理上的满足，成为企业亟待解决的重要难题。实践证明，只有科学地做好薪酬管理，才能促进企业和员工的共同发展。

　　所谓薪酬有广义和狭义之分。广义的薪酬又被称为报酬，分为经济类薪酬和非经济类薪酬两种。经济类薪酬又可分为直接薪酬和间接薪酬。直接薪酬是指雇佣单位以工资、奖金、红利、股权等形式支付给员工的报酬。间接薪酬是指雇佣单位以各种形式的福利、保险、津贴等支付给员工的报酬。非经济类薪酬是指员工从工作本身获得的成就感、满足感、良好的工作氛围、发展机会等。

　　狭义的薪酬仅仅指雇员因从事单位所需的劳动，从单位得到的经济性报酬补偿。狭义的薪酬包括直接薪酬和间接薪酬。直接薪酬通常是指直接以现金形式支付的薪酬，包括基本工资、加班费、假日津贴、绩效奖金、长期激励等。直接薪酬可进一步分为固定薪酬、可变薪酬。间接薪酬指单位为员工提供的福利与津贴，多以实物或服务的形式支付，如养老金、医疗保险、带薪休假、各种服务等。间接薪酬可分为法定福利和弹性福利。

薪酬的功能与人力资源管理的功能总体上说是一致的，它具有补偿、激励、协调和配置功能。但目前在口腔义齿加工企业存在着很多问题。首先表现在对薪酬功能的错误定位上，有所谓的"唯薪酬论"，他们将薪酬当成激励员工的唯一手段，相信"重赏之下必有勇夫"，认为只要支付了足够的薪水，就能容易招到一流的员工；而"薪酬无效论"认为只要有了良好的企业文化、发展前途、良好的工作环境就能够激励人才、留住人才，这两种看法既有合理成分，又过于偏颇。其次表现在薪酬管理与企业战略、文化及人力资源管理系统脱节，很多义齿加工企业将薪酬独立完成，不考虑战略性导向的差异，不考虑与企业文化的结合。最后还表现在薪酬结构零散、基本薪酬的决定基础混乱、薪酬系统的激励手段单一、激励效果差、薪酬管理不透明、沟通不足等问题。

综上所述，企业管理人员应树立"全面薪酬体系"的观念，将岗位与技能、绩效与资历、市场与接受程度、个人绩效与组织绩效等全面考虑，采用多种薪酬模式，使薪酬起到有效的激励和导向作用。

薪酬管理就是指企业在经营战略和发展规划指导下，综合考虑内外部各种因素的影响，确定自身的薪酬水平、薪酬结构和薪酬形式，并进行薪酬的调整和薪酬控制的整个薪酬管理的过程。

（1）薪酬水平：是指企业内部各类职位以及企业整体平均薪酬的高低情况，它反映了企业支付薪酬的外部竞争力。企业的薪酬水平决策一般要根据市场薪酬调查结果结合企业的经营战略、薪酬预算等因素综合确定。

（2）薪酬结构：是指企业内部各职位之间的薪酬相互关系，它反映了企业支付薪酬的内部一致性。

（3）薪酬形式：是指在员工和企业总体的薪酬中，不同类型的薪酬组合方式。

（4）薪酬调整：是指企业根据内外部各种因素变化，对薪酬水平、薪酬结构和薪酬形式进行相应的变动。

（5）薪酬控制：是指企业对支付的薪酬进行测算和监控，以维持正常的薪酬成本开支，避免给企业带来过重的财务负担。

 知识拓展

组合薪酬制度

实践中，基本薪酬制度的设计常常要结合企业的薪酬激励目标，根据决定薪酬的不同因素及薪酬的不同职能而将薪酬划分为几个部分，每一部分对应一种付酬因素，并通过对几种数额的合理确定，汇总后确定员工薪酬总额。由此形成了一种吸收几种基本薪酬制度优点，进行灵活组合搭配的组合薪酬制度。组合薪酬制度一般包括基本薪酬（保障员工基本生活需要的薪酬）、职务（技术、岗位）薪酬、技能薪酬、效益薪酬等内容。这种薪酬结构广泛使用于包括医药部门在内的机关、企事业单位。

要设计一套好的薪酬管理体系，一般要经历制订薪酬战略、工作分析、工作评价、薪酬调查、确定薪酬结构水平、薪酬体系的实施与修改六个步骤。

第五节　口腔工艺人力资源的劳动关系管理

劳动关系又称劳资关系，其他国家也有不同的称谓，比如日本称劳使关系，欧美称劳工关系或产业关系。

一、劳动关系的定义、内容和建立

1. 劳动关系　劳动关系指劳动者与用人单位在实现劳动过程中所建立的社会经济关系，是人力资源管理工作所涉及的最基本经济关系。劳动关系有广义和狭义之分，广义劳动关系是指任何劳动者与用人单位之间发生的劳动力雇佣、劳动管理和劳动服务等社会关系都属于劳动关系；狭义的劳动关系是特指依照国家法律法规进行规范的劳动关系，双方权利、义务都具有法律保障。本章主要对规范的劳动关系管理进行讲述。

2. 劳动关系的基本内容

（1）劳动者与用人单位在劳动过程中就工作任务、报酬等形成的关系。

（2）代表劳动者利益的工会与用人单位之间的关系。

（3）劳动行政部门、法律部门与劳动者和用人单位在劳动就业、劳动争议等方面发生的关系。

3. 劳动关系的建立　劳动关系的建立要体现劳动关系主体双方依法享有的权利和承担的义务。劳动关系建立应本着平等、公开、照顾特殊群体、禁止未成年人就业等原则，兼顾双方利益，以法律为准绳处理劳动关系。

4. 与劳动关系相关的法律法规　相关的法律法规有《中华人民共和国劳动法》《中华人民共和国工会法》《中华人民共和国劳动合同法》《中华人民共和国劳动争议调解仲裁法》《中华人民共和国民事诉讼法》《中华人民共和国劳动合同法实施条例》《中华人民共和国企业劳动争议处理条例》和《中华人民共和国劳动保障监察条例》等。

二、劳动合同

劳动合同又叫劳动契约或劳动协议，在我国的劳动法中表述为"劳动合同是劳动者与用人单位确立劳动关系，明确双方权利和义务的协议。""劳动合同依法订立即具有法律约束力，当事人必须履行劳动合同规定的义务。"劳动合同这一概念具有以下含义：

（1）它是用人单位和员工双方之间劳动关系成立的法律凭证。

（2）合同双方必须履行责任、权利和义务，否则要承担相应的法律责任和违约成本。

（3）只有双方具备法律规定的基本条件才有参与劳动关系的资格，才有可能成为劳动合同关系的当事人。

根据劳动法第十九条规定，劳动合同应以书面形式订立，并包括必备条款和协商条款。必备条款也称法定条款，包括以下内容：①劳动合同期限；②工作内容；③劳动保护和劳动条件；④劳动报酬；⑤劳动纪律；⑥劳动合同终止条件；⑦违反劳动合同的责任。不具备这些条款的合同是不成立的合同。协商条款是指双方根据具体情况协商约定的权利、义务条款。没有协商约定的条款不影响合同的成立,视双方的情况根据需要而定。

我国《劳动法》第二十条规定:"劳动合同的期限分为固定期限、无固定期限和以完成一定的工作为期限。劳动者在同一工作单位连续工作满十年以上,当事人双方同意续延劳动合同的,如果劳动者提出订立无固定期限劳动合同,应当订立无固定期限的劳动合同。"另外,第二十一条规定:"劳动合同可以约定试用期。试用期最长不得超过六个月。"

在平等自愿、协商一致的原则下,依法订立的劳动合同,从合同订立之日或者双方约定合同生效之日起就对双方当事人产生法律约束力,具有法律效力。对于违反国家法律法规订立的劳动合同,或一方采取欺诈、胁迫另一方等手段订立的劳动合同,属于无效的劳动合同,不受法律的承认和保护,没有法律效力。

由于各种主客观原因使履行合同的条件发生变化,致使合同的全部或部分条款不能全部履行时,由双方协商,可以变更劳动合同。劳动合同的变更是指劳动合同双方对已订立的合同条款达成修改补充协议的行为。劳动合同双方当事人的任何一方对劳动合同的内容都可以在正当的理由和时间内提出修改补充意见,并经由双方同意,方可变更劳动合同内容,若给对方造成损失的要负赔偿责任。

劳动合同的解除是指当事人双方提前终止劳动合同的法律效力,解除双方的权利和义务关系。可以当事人双方协商解除,也可以单方解除。单方解除可以分为用人单位单方解除劳动合同和劳动者单方解除劳动合同。对于不同情况下的劳动合同解除,《中华人民共和国劳动法》都规定了当事人双方应负的责任与义务。

《中华人民共和国劳动法》规定,劳动合同期满或者当事人约定的劳动合同终止条件出现,劳动合同即行终止。劳动合同终止意味着劳动合同当事人双方约定的相互之间的权利和义务关系的结束。但是,有下列情形之一的,劳动者提出延缓终止劳动合同,应当续延至相应的情形消失时劳动合同方可终止:

(1)从事接触职业病危害的劳动者未进行离岗前职业健康检查,或者疑似职业病患者在诊断或者医学观察期间。

(2)在本单位患职业病或者因公负伤并被确认丧失或者部分丧失劳动能力。

(3)患病或者因公负伤,在规定医疗期间内。

(4)女职工在孕期、产期、哺乳期。

(5)在本单位连续工作满15年,且距法定退休年龄不足5年。

(6)法律、行政法规规定的其他情形。

 知识拓展

用人单位与劳动者

在我国有关劳动关系的各种法律法规中较少使用"雇主"和"员工"称谓,而使用"用人单位"和"劳动者"的概念。

用人单位主要包括:在中国境内的企业单位,如国有企业、集体企业、私营企业、外商投资企业等,国家机关、事业单位、社会团体等与劳动者订立了劳动合同的单位,个体工商户、个体承包经营户等个体经济组织。

　　劳动者主要包括：与中国境内的企业、个体经济组织建立劳动关系的职工和与国家机关、事业组织、社会团体建立劳动关系的职工。

三、劳动争议与处理

　　劳动争议也称劳动纠纷，一般是指劳动关系双方当事人因劳动权利、履行劳动义务发生分歧而引起的纠纷。其表现形式有：

　　（1）因确认劳动关系发生的争议。

　　（2）因订立、履行、变更、解除和终止劳动合同发生的争议。

　　（3）因除名、辞退和辞职、离职发生的争议。

　　（4）因工作时间、休息休假、社会保险、福利、培训以及劳动保护发生的争议。

　　（5）因劳动报酬、工伤医疗费、经济补偿或者补偿金等发生的争议。

　　（6）法律法规规定的其他劳动争议。

　　一般来说，劳动争议的处理有协商、调解、仲裁、诉讼等四种形式。

　　《中华人民共和国劳动法》规定，解决劳动争议，应当根据合法、公正、及时处理的原则，依法维护劳动争议当事人的合法权益。《中华人民共和国企业劳动争议处理条例》规定，处理劳动争议应遵循下列原则：

　　（1）着重调解，及时处理。

　　（2）在查清事实的基础上，依法处理。

　　（3）当事人在适用法律上一律平等。

　　按照国家规定，有权负责处理劳动争议案件的专门机构有用人单位劳动争议调解委员会、各级劳动争议仲裁委员会和同级人民法院。

　　我国法律规定，用人单位可以设立劳动争议调解委员会，由员工代表、用人单位代表和工会代表三方组成，主要职责是负责调解本单位发生的劳动争议。劳动争议调解委员会调解劳动争议的程序是：申请调解、受理申请、争议调查、实施调解。

　　劳动争议仲裁委员会由劳动行政主管部门代表、同级工会代表、用人单位代表组成。劳动争议仲裁委员会组成人员为单数，其主任由劳动主管部门负责人担任。劳动行政主管部门的劳动争议处理机构为劳动争议仲裁委员会的办事机构，负责仲裁委员会日常事务。

　　劳动仲裁委员会进行劳动争议仲裁的一般步骤是：申请仲裁、受理申请、先行调解、实施裁决、裁决执行、结案处理。需要指出的是，劳动争议仲裁是一次裁决，无论哪级劳动争议仲裁委员会做出的仲裁裁决，都是最终裁决。当事人要么执行裁决，要么在规定的时间内向人民法院起诉。

　　劳动争议当事人如果对劳动争议仲裁委员会做出的仲裁裁决不服，可以自收到仲裁裁决书起，在规定的时限内向人民法院提起诉讼，人民法院受理后，人民法院根据《中华人民共和国民事诉讼法》的规定对劳动争议案进行审理。实行二审终审制。

四、员工异动管理与关系处理

　　员工的异动管理一般包括员工的岗位轮换、员工晋升、内部调动、员工流出、退休等几个方面（表2-5）。

员工流出是指从一个企业领取货币性报酬的人，彻底中断作为企业成员关系的过程，分自愿流出和非自愿流出两种。

自愿流出一般与个体的职业倦怠与价值实现需求、工作中的角色定位、个体与组织间的适合性、成长的需要等密切相关。雇员的非自愿流出是企业对员工采取的最严厉处罚，因此对于解雇，企业应慎用。

表2-5　人力资源异动单

员工编号：　　　　　　姓名：　　　　　　　　年　月　日

异动前			异动后			
部门	单位	职等级	部门	单位	职等级	职务代理人

异动原因：
新进人员录用
部门异动
正式任用
职务异动
晋升
调本薪
职务代理人
其他

晋升或调薪参考资料：
到职日：　　　　最近一年考核：
正式任用日期：　学历：　学校：　专业：
晋级日：
主管意见：

核准：	人力资源部：	异动前		异动后	
		上一级主管	直属主管	上一级主管	直属主管
日期：	日期：				

员工的流出对企业有多重影响，如保密、安全、业绩、员工心理、竞争等。同时也给企业带来机遇，如新员工的进入、创新和适应性的提高等。对于员工流出的一些常见问题也应做好预防和正确的处理，如劳动关系的纠纷预防，方法手段要恰当，消除员工的对抗心理等。

员工岗位轮换是让员工或管理人员轮换担任若干种不同工作的做法，从而达到考察员工的适应性和开发员工多种能力的目的。员工轮换包括新员工巡回轮换、培养多面手员工轮换、培养经营管理骨干轮换等。在进行员工轮换前，企业应建立完整的各项职位的岗位说明书以及作业流程书。调动前要充分征求员工意见，对一些高度机密和无法轮换性质的岗位不宜实行轮换。

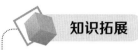

知识拓展

体制与机制

体制和机制的内涵不同。按照《辞海》的解释,体制是指国家机关、企业和事业单位在机构设置、领导隶属关系和管理权限划分等方面的体系、制度、方法、形式等的总称。机制原指机器的构造和运作原理,借指事物的内在工作方式,包括有关机构组成部分的相互关系以及各种变化的相互联系。两者的使用范围不一样,体制指的是有关组织形式的制度,限于上下之间有层级关系的国家、国家机关、企事业单位,例如经济体制、政治体制、教育体制、体制改革等;机制由有机体喻指一个工作系统的组织机构或部分之间相互作用的过程和方式,例如市场机制、竞争机制、用人机制等。

内部晋升包括职称晋升和职位晋升两种。企业公平合理的晋升制度是企业激励的重要组成部分,人力资源部要设计晋升路线、建立人才储备档案、严格晋升程序,使内部晋升工作起到激励、引导、开发人力资源的目的。

内部调动指的是员工的职位等级不变,只是职位的平行异动,比如从行政部经理调至生产部经理。异动人员要填写人力资源异动单,做好充分的异动准备。

降职是指员工由原来职位调到较低的、承担较小责任的职位,是一种带有惩罚性质的管理行为,这一异动原因要明确,程序须严格。

员工关系的维护与处理其实就是员工的沟通工作,应充分尊重员工,追求企业的向心力和凝聚力,为企业的成功形成合力。为此应注意做到如下几点:

(1)建立顺畅的沟通渠道,选择好沟通内容。

(2)沟通可采用多种方式,如黑板报、小册子、意见箱、接待日等,沟通要完整、简明、体贴、言之有物、清晰、礼貌、正确。

(3)设置解决员工内部冲突的渠道,按程序恰如其分的纪律处分。管理者对企业不仅靠经济管理、行政管理,更重要的是思想引导、文化管理。文化管理是"润物细无声"的管理,是管理的最高境界。管理者通过每次谈话、每个活动,通过自己的举止言谈、为人处世为企业的文化和精神增砖添瓦,去潜移默化地影响带动他人,从这种意义上说,每位管理者都是"教师"。

第六节　口腔工艺人力资源管理的发展

进入 21 世纪以来,整个人力资源管理的环境和背景发生了深刻变化,需要清醒的认识、正确的判断,需要从人力资源管理模式的对比获得启迪,需要在历史与未来之间思考人力资源管理的新模式。

一、口腔工艺人力资源变化的背景

口腔工艺行业经历了数字化、国际化、网络化等深刻变革,仔细分析人力资源背景,对于把握人力资源管理的趋势具有重要意义。

在人力资源已成为国家、企业在知识经济时代竞争中保持主动、赢得优势的第一资源的今天，对人力资源也有了不同以往的要求。它要求人力资源拥有高科技知识，有扎实的知识基础和广博的知识结构；要求人们有与之相适应的良好的心理素质；要求人们加快学习、不断学习和学会学习；要求人们有创新精神和创造能力。此外，它还要求人们具有应变观念和应变能力。知识经济时代对人力资源的特殊要求向传统人力资源管理模式提出了挑战。

当前，贸易自由化、投资和金融资本在国际范围内的流动及口腔数字化的发展极大促进了口腔工艺行业全球化的进程。随着经济全球化的进程，企业也向网络化方向发展，未来企业和公司将越来越具有国际化的性质。这种全球化有利于企业在全球有效配置资源实现全球性范围的规模经济，也对人力资源管理的组织结构和企业文化提出了挑战。全球化需要义齿加工企业变革其人力资源管理政策。

企业组织变化呈现出网络化、扁平化、灵活化和多元化的新特点。网络化对团队要求的协作性及与各部门的协调提出了更高的要求。扁平化就是管理层次少而管理范围大。灵活化是指为了满足员工、客户和其他重要利益相关者各种各样的需求，企业必须打破常规，采取灵活的方法。多元化是指未来企业组织的员工、职业途径、激励系统和价值观等各方面呈现出一种多样化的状态，员工不仅看中物质方面的激励，而且更注重精神方面的激励，精神方面的激励多姿多彩，形式多样，为管理层提供了充分的想象空间。

随着口腔工艺行业生产力水平的提高和人力资源管理理论的发展，口腔修复工艺产品朝公司化规模生产和个人工作室精细制作两个方向同时发展，人力资源管理对人性假设也经历了经济人、社会人、决策人到复杂人的转变。

二、人力资源管理模式比较

人力资源管理并没有一成不变的模式，不同的企业、行业、不同的国家甚至不同的时代，对人力资源管理的要求都会有所不同，因此有必要对人力资源管理模式进行比较研究。

美国人力资源管理模式是社会化大规模生产的典范，而日本模式则可以认为是灵活大规模生产的代表。

1. 美国人力资源管理模式的特点：

（1）人力资源成熟的市场化配置和人力资源的全球化引进。

（2）以详细职业分工为基础的制度化管理。

（3）注重物质刺激的刚性工资制度和人才提升的跳跃性。

2. 日本人力资源管理模式的特点：

（1）有注重员工长期发展与公司长期发展战略相辅相成带来的"终身雇佣制"。

（2）注重企业人和连续工龄决定的"年功序列工资制"。

（3）企业工会管理制度。

（4）注重精神激励和在职培训的福利政策。

（5）温情主义的管理方式。

两种管理模式各有所长，目前两种人力资源管理模式有融合的趋势。

知识拓展

模式的概念

模式是指从生产经验和生活经验中经过抽象和升华提炼出来的核心知识体系，体现了对象的内在规律，是关于对象的方法论集合。

三、口腔工艺人力资源管理展望

进入 21 世纪知识经济时代以来，人力资源管理在环境的变化和各种因素促使下呈现出如下发展趋势：

（1）义齿加工企业和组织越来越重视人力资源管理，并将其与企业战略相结合。

（2）人力资源管理逐渐从事后管理向超前管理转变。

（3）全球化趋势促使义齿加工企业人力资源全球化和跨文化管理。

（4）网络化组织逐渐取代传统组织架构，人力资源活动的经济责任及对企业的贡献得到普遍认可。

总之，随着对人力资源管理认识的深入和先进技术带来的人力资源管理现代化，口腔工艺人力资源管理面临着诸多机遇与挑战，人力资源管理人员既要科学定位自己从事的工作，又要冷静选择科学有效、以人为本的管理办法和管理技巧，从而达到促进口腔行业提升和从业人员成长、发展的双重目标。

本章小结

人力资源管理是一门内涵丰富的学科，经历了不同的发展时期和发展阶段，口腔工艺人力资源管理是当今义齿加工企业管理面临的重点和难题。本章概述了人力资源管理的概念和内容，结合义齿加工企业人力资源管理的内容，从口腔工艺人力资源的规划与招聘、培训与开发、绩效与薪酬管理、劳动关系管理等方面对人力资源管理进行了点面结合的介绍。在口腔行业迅猛变革的今天，结合人力资源最先进的管理理念，展望了口腔工艺行业人力资源管理的未来。

思考题

1. 人力资源管理的含义是什么？人力资源有哪些特点？

2. 什么是人力资源规划？口腔工艺行业招聘应该考虑的选拔标准有哪些？

3. 绩效考核与绩效管理的区别？什么是薪酬？

4. 劳动合同的必备条款包括哪些内容？

5. 口腔工艺人力资源管理的发展趋势是什么？

（杨洪涛　邱子劲　朱晓斌）

第三章　口腔工艺材料与设备管理

学习目标

1. 掌握：口腔工艺材料管理的内容及方法；口腔工艺设备管理的内容及任务；口腔设备管理的原则；口腔工艺设备的维护内容及维修评价。

2. 熟悉：口腔工艺材料管理的任务与意义；口腔工艺设备管理的基本方法；口腔设备修理的内容。

3. 了解：口腔工艺设备计划管理。

第一节　口腔工艺材料管理

口腔工艺材料是从事义齿加工生产的物质基础，其质量的好坏是影响义齿质量的重要因素。加强材料管理对于提高产品质量，保证义齿加工部门正常生产和取得较好的经济效益都有重要的意义。

一、口腔工艺材料管理的任务与意义

（一）材料管理的任务

材料管理涉及采购、保管、发放等环节，因此有必要从各个环节加强材料的管理，做到周密计划、精心保管、合理使用，以达到节约材料，降低产品成本，提高修复体质量的目的。材料管理的具体任务有：

1. 完善管理机制，建立健全规章制度，做到材料数量准确、账目清楚、供应及时。

2. 设置材料管理机构，进行合理分工与控制。

3. 追踪生产物资市场的供求状况，价格走向，提出最佳采购建议。做好材料购买计划、供方评定、公开询价、招标采购。

4. 材料定期盘点，合理控制材料消耗。

5. 检查并指导正确使用材料，减少返工，避免浪费。

6. 关注新技术、新材料、新设备的动态，及时调研相关信息并反馈到相关部门，为其改良和更新提出参考意见。

（二）材料管理的意义

1．加强口腔工艺材料管理是保证义齿加工部门正常生产的重要条件。如果材料供应不及时，材料质量不符合要求，义齿加工的生产能力就不能很好地发挥，甚至使生产中断。这就要求在材料采购、储存、发放等环节做到合理组织、科学管理。

2．加强材料管理是节约材料、降低成本的重要途径。

3．加强材料管理是产品质量与安全的重要保证。

二、材料采购

材料采购包括制订采购计划和实施材料采购两个重要环节。

（一）制订采购计划

采购计划是企业管理部门根据用料部门的材料预期用量及库存量做出的预见性安排。其主要的表现形式是制订计划表格。

1．采购计划制订的两种计算方法

（1）根据材料预期用量确定采购量：用料部门提出次月材料预期用量，采购量＝（预期用量＋安全储备量）－库存量。

（2）根据增长率确定采购量：采购量＝本月用量×（1＋计划增长率）＋安全储备量。

安全储备量是防止因生产量波动等因素导致需用量超标或断货而储备的材料。计划增长率是企业结合市场及生产能力计算的预期增长率。因两种计算方法预期数量不同，结果会有一定差别。

2．制订采购计划表 根据计划量分期分批编制采购计划。采购计划表要清楚标明购买材料的名称、数量、规格、批号、价格等（表3-1）。

表 3-1 材料采购计划表

编号： 申请部门： 日期：

序号	材料名	供应商	规格	批号	数量	单价	金额	库存	备注
合计									

制表： 审批：

3．不同材料计划编制要点 采购计划根据期限主要分为年度采购计划、月采购计划和临时追加采购计划。

（1）年度采购计划：需要财务人员、库房管理人员与使用人员根据上一年度购买的资金、材料品名、数量、使用情况进行统计，做出年度预算，并制订购买计划。

（2）月采购计划：根据现有库存量和上月消耗量，合理采购和补充，保证生产用量。

（3）临时追加采购计划：因特殊原因临时进行的调整和补充。若使用新材料对采购计划进行调整时，需按程序进行审批。

（二）实施采购

采购是材料管理的首要环节，目的就是要购买到性价比高的材料。同种材料因生产厂家不同，材料质量、价格可能存在差异。

1. 材料购买应遵循的原则

（1）审查资质：采购部门根据审批的购买计划联系相应供应商，审查供应商提供的产品质量状况是否符合国家、行业有关的规定，是否符合环境保护、职业健康方面的要求，是否需要提供产品生产许可证、使用说明等，是否能提供注册检验报告、注册证等。

（2）询价：通过对市场行情调查研究，在保证质量的基础上进行比较，择优采购。企业可以采取经常对供货商进行评估，亦可以对材料提供商进行比较，尽量寻求与供货商长期稳定的合作关系，以保证修复体质量的稳定性。

（3）择优购买：材料采购应本着公平、公正、公开的原则，并综合考虑供货及时性、售后服务等因素。

（4）对于新材料，在采购之前需要进行调研，如审查新材料的资质、市场使用情况、相关学术报道等，并对新材料进行小批量试用。经数次试用，技术部门确认质量稳定，符合公司生产工艺要求，方可进行批量采购正式投入生产环节。

2. 常见材料采购方式

（1）招标采购：是降低材料成本的有效途径，可以从源头上避免采购的不当行为。

（2）询价采购：对几个供货商的报价进行比较，一般选择较低报价者作为材料供应商。

（3）建立稳定的供货渠道：经常对供货商进行评估，亦可以对材料提供商进行比较，建立合格的供方名单，寻求与其长期稳定的合作关系，以保证修复体质量的稳定性。

三、材料入库

（一）材料验收

材料入库必须严格执行验收制度，材料的验收工作可由库房管理人员担任，在办理入库时根据送货清单，按要求严格查验其资质证明材料，检查材料的包装是否完好，材料的生产商、产品名称、型号规格、数量等认真验收核对是否相符等。

材料入库包括验货和收货两个环节：

1. 验货　验货即对材料质量进行检验。验收人员应非常熟悉材料标准，材料验收就是检测其是否符合标准。若不掌握标准，就无法进行正确判断。对从外观可以判断其质量合格者可以由库房管理人员验收，对于质量不清楚的，应通知专业技术人员对材料质量进行试用检查。

2. 收货　从材料的产品名称、型号规格、数量等方面，按采购计划和送货清单进行核对。材料验收应避免目测、估算，尤其是石膏及贵重材料，应实测实量。如发现证件不齐全，数量、规格不符，质量不合格，职业健康安全不符合要求的材料，材料验收员不能将材料入库，应及时与相关人员联系，妥善处理。

（二）材料储存注意事项

1．入库的材料应按种类、产品名称、型号规格等分区存放，分别编码、标识。

2．易燃、易爆、易挥发的材料应专门存放，由专人保管并做好防护措施，如乙醇、牙托水等。

3．有防潮、防湿要求的材料存放时应做好防潮、防湿措施，如石膏。

4．有保质期的材料应定期检查，防止过期，并做好标识。

5．易损坏的材料应保护好外包装，防止损坏。

6．库房应配有温湿度计，必要时配备冰箱和空调等设备，根据材料温、湿度的保存要求存放。

四、材料保管

材料管理员必须由责任心强的人员负责。材料管理员应熟悉常用的材料名称和型号分类，定期对库房进行巡查，对库存材料的摆放和数量应心中有数，及时收集各种材料在库质量的信息。

口腔工艺材料种类繁多，消耗量大，应分类保管、数字化管理，重视材料使用过程中的管理。所有材料的流动信息由计算机存储和管理，相关数据可以在数据库中查询。下面就利用材料管理软件进行计算机管理进行简单介绍。

（一）材料分类

口腔工艺材料很多，主要根据材料的用途划分为九大类，分别是印模材料、模型材料、包埋材料、基托材料、人工牙、金属材料、陶瓷材料、打磨抛光材料和其他材料。这九大类还可根据本身的特点、作用等进行不同程度的细分（表3-2）。

（二）代码编制

为了便于用计算机对材料进行管理，对材料进行编码必须对每一类别确定统一的层次数，即级数。根据表中所列，可以将材料编码分为5级，每一级所用位数根据细分类数定，在编码时应考虑到今后的扩展，留出足够的位数。现以模型材料中常用蜡为例进行编码，编码如下：

编码结构：X　X　X　X　XX

编码：B　2　1　2　02

B- 模型材料　　　　一级码

B2- 代型　　　　　二级码

B21- 蜡　　　　　三级码

B212- 基托蜡　　　四级码

B21202- 常用蜡　　五级码（明细码）

编码时应注意：①每种材料只有一个与之相对应的代码；②在编码的时候严格按照统一的标准，不可以随意更改；③每类材料编码时应留出足够的空代码以便于材料的添加和删除。表3-2为材料的参考分类法。

表 3-2 材料的参考分类法

材料	分类	举例		
印模材料	无弹性	印模膏、印模石膏、氧化锌 - 丁香酚		
	有弹性	琼脂、藻酸盐、硅橡胶、聚硫橡胶、聚醚橡胶		
模型材料	灌模	石膏、人造石、超硬石膏		
	代型	蜡	铸造蜡	嵌体蜡、一般铸造蜡
			基托蜡	常用蜡、冬用蜡、夏用蜡
			EVA 塑料蜡	
		硬铅		
包埋材料	高熔合金包埋料	正硅酸乙酯、磷酸盐		
	中熔合金包埋料	石膏类		
	铸钛包埋料	硅系、镁系、铝系和锆系等		
基托材料	树脂材料	热凝型		
		自凝型		
		光固化型		
人工牙	成品人工牙	树脂牙	复色牙、合成树脂牙	
		瓷牙	黄金钉瓷牙、合金钉瓷牙	
金属材料	铸造合金	贵金属铸造合金	金合金、银合金	
		非贵金属铸造合金	镍铬不锈钢、钴铬合金、铜基合金、钛及钛合金	
	锻造合金	18-8 铬镍不锈钢	YGH-1 不锈钢丝、正畸用不锈钢丝	
		镍铬合金	合金片、无缝冠、正畸用托槽	
		贵金属合金丝		
		钴铬合金丝		
		钛合金丝		
	焊接合金	银焊合金、金焊合金		
	其他合金	锡锑合金、磁性合金		
陶瓷材料	烤瓷粉	高熔、中熔、低熔		
	可切削陶瓷	嵌体瓷、冠瓷		
	热压铸陶瓷			
	渗透陶瓷			
	铸造陶瓷	硅玻璃铸造陶瓷、磷灰石铸造陶瓷		
	氧化锆陶瓷	单斜氧化锆、四方氧化锆、立方氧化锆		
磨抛材料	打磨材料	金刚石、碳化钨、碳化硅、浮石		
	抛光材料	白垩粉、氧化铁、氧化铬、氧化锡、牙膏、硅橡胶		
其他材料	分离剂	蜡型分离剂、石膏分离剂、树脂分离剂		
	焊媒	锡锌焊媒、白合金焊媒、金焊媒等		
	金属清洁液	清扫水		

（三）材料使用过程中的管理

材料在使用时会有剩余材料情况的发生，例如包埋材料中的磷酸盐包埋液、基托材料的单体等，需要注意保存的温度，适合冰箱冷藏保存；再例如陶瓷材料中，经计算机辅助制作（CAM）切削剩余的氧化锆材料的保存，由于我国南北地域辽阔、季节性的温湿度差异明显，特别要注意材料的防潮隔湿。

五、材料发放

材料发放与使用要有相应的制度，任何材料的使用都必须履行材料领用手续，材料管理员不得在无领料手续的情况下发放材料。制订材料发放相关的制度应包括：

1. 实行按单领料　生产管理人员要了解材料的使用情况，监督材料的合理使用，控制用料指标，严禁浪费。

2. 材料发放必须填写材料领用登记表（表3-3）。

3. 材料出库应按批准的品种、规格、数量发放，与领料人当面清点核对。

4. 材料发放应遵循先进先出的原则。

5. 列入交旧领新、以坏换好和按规定退还包装容器的材料，须先回收后发放，如车针。

6. 不合格的或损坏无法修复使用的材料不得发放使用。

7. 建立材料消耗档案，保证材料可追溯性。

表3-3　材料领用登记表

材料名	规格	批号	单位	单价	请领数量	实发数量	金额	备注
合计								

审批人：　　　　　发料员：　　　　　领料员：　　　　　时间：

六、材料盘点及信息反馈

义齿加工所需的材料种类多，需要随时了解材料使用情况和市场信息，以保证正常工作的开展，因此材料必须有一定的库存。但如果库存太大，则会积压资金，还可能导致材料的过期失效、报废；库存太少又会影响工作。材料员应及时盘点材料，以了解材料库存及使用信息，协助制订采购计划。

1. 材料消耗月报表　设计相应表格，统计每月材料消耗情况，以便了解各种材料每月的使用情况，为制订采购计划做参考。

2. 材料库存月盘点表　设计表格统计每月材料库存情况，及时调整购买计划，保证工作所需。

七、材料成本控制

口腔工艺材料成本是口腔义齿加工部门生产成本的重要组成部分。影响口腔工艺材料成本的因素很多,故加强材料成本控制应注意以下几方面:

1. 提高材料管理人员素质　凡是参与材料管理的人员及相关人员,应树立企业主人翁责任感,提高业务、技能素质才能有效控制材料成本。

2. 制订相关制度形成激励约束机制　材料成本控制不是企业领导、几个部门主管就能做好的,需要义齿加工部门所有相关人员共同参与。建立成本控制制度,形成与之相关的激励与约束机制,调动员工自觉控制成本的主观能动性,变被动成本控制为主动参与成本控制。

3. 加强材料计划管理　制订材料采购计划时要精确、及时、有预见性,减少资金占用、资源浪费。

4. 加强材料信息管理　及时掌握材料质量、价格、售后等信息,选择信誉好的供应商,以便获得价廉物美的材料,从而降低材料成本。

5. 加强材料采购与流通管理　口腔工艺材料种类多,规格、品种、厂家复杂,材料质量无保证,价格不统一。故应加强采购管理,以采购到价格低质量好的材料。在采购过程中应力求降低材料运输成本,从而降低材料成本。

6. 加强材料储存管理　根据材料储存条件分类储存管理,避免因储存不当导致材料损失,不损失即是节约。

7. 加强材料使用过程中的管理　加强材料使用过程中的管理就是对材料使用进行组织、监督、核算,以避免不合理的消耗。如在材料使用中限量发放材料,按件或按人领取,严格登记。要充分利用新工艺、新技术、新材料,以节约材料降低成本。

第二节　口腔工艺设备管理

口腔工艺设备是从事义齿制作加工工作的物质基础,其合理规划和正常运转是口腔工艺事业发展和制作高质量修复体的保障,因此口腔工艺设备的科学管理具有十分重要的意义。

一、口腔工艺设备管理的内容、任务与意义

(一)设备管理的内容

口腔工艺设备管理的内容包括设备运行全过程的管理,是以设备的使用期为研究对象,提高设备效率,使其寿命周期费用最为经济的管理工作。具体地讲在设备运动的全过程中,存在两种运动形态。

1. 设备的物质运动形态　设备的物质运动形态包括设备的选购、验收、安装、调试、使用、保修、报废等。

2. 设备的价值运动形态　设备的价值运动形态包括设备的资金筹集、经费预算、财务管理、经济核算、成本分析等。

口腔工艺设备管理是物质运动形态和价值运动形态的结合,既是经济工作,又是技术工作。其管理内容既包括自然科学领域,又包括社会科学领域。它是一项技术与经济相结合的科学工作。

（二）设备管理的任务

口腔工艺设备管理的任务是以保证修复体制作为宗旨，提供技术设备，加快运转，降低费用，提高设备流通的经济效益和社会效益。具体任务有：

1. 建立管理机构，进行合理分工、组织、协调、控制。

2. 积极开展市场调研，掌握设备的供求信息。

3. 完善管理机制，建立健全的规章制度，并督促检查各项规章制度的实施情况，做到设备的账目准确清楚、供应及时等。

4. 提高设备的利用率，避免闲置、积压、浪费。

5. 做好设备的维护、保养和零配件的补充。

6. 做好经济管理工作，研究探讨设备的经济管理。

（三）设备管理的意义

1. 加强口腔工艺设备管理是促进口腔工艺技术发展的物质基础和技术条件。口腔医学技术的发展，一方面依赖于口腔技师的知识、经验、思维判断、技术操作的熟练程度；另一方面很大程度依赖于仪器设备。如电子技术、激光及电子计算机软硬件技术等在口腔工艺行业的应用，加快了口腔工艺技术的发展。

2. 加强设备管理是提高义齿加工部门社会效益和经济效益的重要途径。

3. 加强设备管理是实现义齿加工部门现代化管理的重要标志。

二、口腔工艺设备的计划管理

（一）计划管理的任务和基本要求

计划管理就是计划的组织、指导、监督和调整的过程。计划管理是设备管理的重要组成部分。其主要任务是在统一的计划指导下，把与该计划有关的机构、人员以及相关力量和各环节的工作科学合理地组织起来，进行计划的编制、评审、执行以及检查，使计划能够顺利、协调地完成，并获得良好效果。计划管理包括编制计划、执行计划、检查分析计划执行情况、改进措施四个步骤，并要求按照这四个步骤形成闭环系统，不断循环和提高。

（二）编制设备计划的依据与要求

1. 编制设备计划的依据

（1）国家相关的法律法规，即国家以及地方政府根据当时政治经济情况对仪器设备管理相关的方针、政策以及相关监督部门对仪器设备的具体要求。

（2）本单位业务发展的需要和规划。

（3）合理的经费预算。

（4）设备的使用率、使用效果以及再使用潜力。

（5）使用人员和维修人员的技术素质。

（6）安装及开展工作条件。

（7）口腔医学器材市场情况。

2. 编制设备计划的要求

（1）编制计划是一项系统工程，需要决策层、财务、设备、审计以及使用科室等全员参与，均应树立经营投资意识，进行科学论证和决策，选择经济合理、性价比高的设备，应注重设备综合效率和投资回报率。

（2）要求编制计划的人员熟悉业务、实事求是、认真负责。

（3）要求相关人员了解国内外有关设备的信息，对所需采购设备的性能、规格、型号等进行充分的调研论证。

（4）编制计划要求尽量简化，提高效率。

（5）对于存在采购任务没落实、无资金来源、规格型号以及技术参数不清楚、使用效率不高、产品落后、质量低劣、不具备安装条件、无仪器操作人员和售后无保障等情况时，所涉及的项目不应列入计划。

三、口腔工艺设备的应用管理

口腔工艺设备的应用管理涉及口腔工艺设备验收、安装、调试、使用、维护和报废等全过程的管理，其关系到医疗、教学、科研以及义齿制作的质量和水平，直接影响工艺设备的效益发挥，是设备管理中最重要的环节。

（一）目的和内容

1. 应用管理的目的　研究和探讨口腔工艺设备在使用过程中的运行规律，制订合理的规章制度和有效的管理方式，使其最大限度地发挥作用。应用管理水平高低可用价值工程观点来衡量。公式如下：

$$价值 = 功能发挥水平 / 投资费用$$

其中，功能发挥水平指设备的使用时数、有效使用率以及技术功能利用和发挥情况等。投资费用指设备的购置费、安装费、配套费、运行费和维修费等费用的总和。

由此可见，设备产生的价值与功能发挥水平成正比，与投资费用成反比。口腔工艺设备应用管理就是要探索产生最大应用价值时的管理方法。

2. 应用管理的内容　按管理性质分四大类。

（1）基础性管理：主要包括建立设备账目和管理卡等财务管理，建立有关统计报表的账目管理，建立精密贵重仪器设备等的技术档案，建立安全与事故处理制度，提供装备分配、调度、降级和报废等制度。

（2）技术性管理：主要包括使用操作管理，保修、检验与计量、改造与开发等技术指标检测方面的内容。

（3）经济性管理：主要包括成本核算、效益分析等。

（4）综合性管理：主要包括设备集中、专管及协作共用管理，人员及技术条件信息管理，设备利用率和完好率的管理等方面内容。

（二）口腔工艺设备应用管理的原则

1. 完好性原则

（1）口腔工艺设备的完好性：指设备保持正常运转和具备完好性能所必需的两个基本条件，即设备本身的质量和技术质量。设备本身的质量即设备主机、配件及技术资料的完整性。在使用过程中应得到妥善保管和维护。技术质量指设备的各项技术指标达到规定范围，以满足医疗、教学、科研以及义齿加工企业生产制作的要求。

（2）实现完好性的途径：①保证水、电、气供应等开展正常工作的基本条件，对精密程度要求高的数字化设备保障恒定的温湿度工作环境，保障 CAM 切削设备的水平稳定性是保证切削精度和设备完好性的重要途径；②具有操作和维护的技术力量，保证设备正常合理操作，定期保养，及时维修排除故障；③制订实现完好性的管理制度和办法，如针对不同种类、规格的设备，制订统一和特殊的管理制度，做到有章可循、有责可查；④提供合理的运转费，保证各配件、材料的供应。

（3）衡量设备完好性的指标：设备完好性一般采用设备完好率表示，包括设备总完好率和单台设备的完好率两种。其中，设备总完好率是指完好设备占设备总数的比例，计算公式如下：

$$设备总完好率 =（达到完好指标的设备总数 / 设备总台数）\times 100\%$$

单台设备的完好率又称年完好率，是指年故障机时数与年额定工作时数的比例，计算公式如下：

$$单台设备完好率 =（1 - 年故障机时数 / 年额定工作时数）\times 100\%$$

设备的完好率通常要求在 95% 以上。设备的完好率与管理水平成正比，设备完好率越高，说明管理水平越高。

（4）衡量设备完好性应考虑的内容：①性能良好，运转正常；②原购及增购的设备附件齐全，并能正常使用；③设备有无漏气、漏电、发霉、积尘等现象及腐蚀和磨损程度不超过规定的技术标准；④技术资料（包括说明书、图纸等）完整；⑤有使用记录，可检查使用情况；⑥有严格的操作规程，落实专人管理及岗位责任制。

2．效益性原则　设备使用效益指在使用过程中所产生的经济效益和社会效益。效益大小取决于使用状态，一般可以用以下指标作为评价效益的指标。

（1）使用率：指仪器设备实际工作机时数与额定工作机时数比率。使用率可按一台设备考核，或按照设备平均使用率考核。此外，用价值工程学的观点分析设备使用效益，除使用率外，还应考虑费用消耗情况。消耗费用一般包括水、电、气、材料、维修、人工和管理等方面产生的费用。

（2）总效能评价：可按照以下公式计算：总效能 =（运行设备的台数 / 设备总台数）× 平均使用率。由公式可知，如果设备全部投入使用，则提高使用率是增加效能的关键。

（3）社会效益参考指标：①医疗设备的社会效益，主要指医疗检验及诊治的病例数；②教学设备主要用于人才培养，评价其效益的参考指标包括每年进行的实验次数、每年接受实验的学生人数等；③科研设备的效益完成主要以完成的科研课题数目作为评价的参考指标，包括发表的文章数、获得的各级科研奖励等；④义齿加工设备的社会效益，主要指制作义齿的件数或例数。

（4）环保性指标：设备在使用过程中容易对环境产生一定的污染，应按照国家环保的相关要求执行。如模型修整机在使用过程中产生的石膏、包埋材料的沉淀物，需要安装沉淀过滤装置，净化污水排放；如为茂福炉配备催化消烟器，降低铸造蜡在烘焙过程中的产生的蜡烟，减少对室内外空气的污染；金属电解仪产生的化学抛光的电解废液、包装瓶等。

3．经济管理原则

（1）目的：缩短设备投资回收期，提高设备的经济效益。

（2）经济管理的内容：①加强设备的计划管理，遵从经济实用原则，使有限资金得到合理应用；②合理分配设备投资，合理安排设备的更新；③运用经济观点和经济手段加强设备管理。

（3）经济管理的方法：重点介绍两种，一是设备折旧制，即以设备的购入价、使用年限和核定机时数来计算实际使用时间内设备所提供的基本价值。对提供价值的计算称折旧费，可按年或小时计算。二是设备的成本核算，其目的是制订合理的按成本核算的收费标准，用公式表示即设备标准成本＝直接成本＋间接成本。其中，直接成本为主机折旧费＋辅助设备折旧费＋其他资产折旧费＋劳务费＋主机维修费＋房屋维修费＋其他维修费＋水电费。间接成本为管理费用分摊＋行政管理部门使用设备、房屋和其他资产折旧额分摊。

（三）口腔工艺设备应用管理的基本方法

1. 管理卡　设备出库时填齐管理卡上的有关项目，并由管理者和使用者签名。每台仪器的管理卡一般有 3 张，按红、蓝、绿三种颜色印刷，分为总卡（亦称分类卡）、分户卡和随物卡。总卡和分户卡由设备会计和设备管理人员保存，是进行各种核算和统计汇总的依据，随物卡由使用设备的部门保存。

2. 管理账　管理账包括设备名称、型号、生产厂、价格、入库时间、财产编号、使用单位及保管人员等。可分总账和分户账，作为设备清查和核对的依据。财产编号应按卫生管理部门统一编码，实现计算机管理。

3. 技术档案　技术档案包括设备购入时的原始资料以及在使用过程中对有关情况的记录备案资料。5 万元以上的贵重精密仪器必须建立技术档案。其内容包括：①设备筹购资料，包括申购论证材料、订货卡片、订货征询单、合同、运单、发票复印件、保险单、商检单、许可证、免税单、验收单、安装调试记录、索赔资料及往来信函等；②仪器设备资料，包括产品样本、使用手册、维修手册、线路图及其他有关原始资料等；③使用管理资料，包括维修保养制度、操作规程、使用维修记录、应用质量检测记录、计量检测记录、停机故障记录、检查评比记录、调剂报废记录等。

4. 口腔工艺设备的计算机管理　随着科学技术的进步和现代化管理的需求，电子计算机在口腔工艺设备管理中正发挥着全面作用，已成为管理现代化的重要标志，有利于促进管理工作程序化和管理事务的规范化，提高工作效率和质量，促进设备管理人员业务技术素质的提高。计算机管理的主要途径是：

（1）建立数据库：设备部门配备计算机，安装有关部门统一制订的专用仪器设备目录与代码软件，将义齿加工部门设备的信息，包括编码、类别、品名、国别、规格型号、数量、单价、金额、购入日期、使用单位、用途、变更记录等输入计算机储存，建立口腔设备数据库。

（2）建立网络系统：在数据库的基础上，可编制设备清单，代替设备总账和分类账；根据需要分别提供各种数据服务，如编制月报表、年报表，进行统计与智能管理，分别做出年代、分类、质量、国别、用途、价值等的百分图；进行设备装备规划和更新预测；监测设备运动的两种形态，进行成本核算和完好率、使用率、功能利用率等效能分析，提供决策依据。

（3）数据的维护：根据设备的变动情况，不断进行数据库的调整和充实。

四、口腔工艺设备的维护管理

（一）设备维修的意义

设备在运行过程中由于受机器磨损、负荷、腐蚀介质、自然侵蚀等因素的影响，其强度和精确度降低，如零部件移动、元件老化、接触不良、控制失灵等，将造成设备丧失规定的功能。为保持和恢复设备的性能，延长其使用期限而进行的维护保养、检查和修理等措施统称维修。维修是保障设备正常运转的非常重要的管理。口腔义齿加工部门内修复体的制作必须依赖设备和器械才能完成。为了保障生产正常运行，必须以最快的速度和最高的质量排除设备故障，恢复其正常运转。

（二）口腔工艺设备维修组织

口腔工艺设备本身具有特殊性、复杂性和迫切的维修时间性，因此不论设备规模大小，均需要有计划地培养具有专门知识和实践经验的维修人员，建立一个专职的设备维修组织。具体还可根据维修性质的不同下设机电设备、数控设备等小组开展工作。

（三）设备维修的任务和内容

口腔工艺设备维修包括维护保养和修理两方面。

1. 设备的维护保养

（1）定义：维护保养亦称预防性维修，是指为防止设备性能退化或降低装备失效的概率，按事前规定的计划或相应的技术条件规定，及时发现和处理脏、松、缺、漏等情况，预防设备运行过程中出现异常状态，以保证设备的正常运转。

（2）种类：按工作性质，工作量大小及难易程度分以下三类：①日常保养（例行保养），主要包括外环境的清扫、整理和设备外部清洁、润滑及零部件的紧固等。如清洁手机和加润滑油，一般在每天工作开始前进行。日常保养由操作员或保养人员完成。②一级保养，包括对设备内部的清洗、润滑、局部解体检查和调整，以及电气设备的通电和光学仪器的测试等。一级保养由保养人员负责。③二级保养，包括对设备主体部件进行解体检查，调整、更换易损或破损部件。二级保养由保养员和专业修理技术人员共同完成。

（3）内容：口腔工艺设备品种多，操作和性能各异，其维护保养的内容也不同。一般分为两大类：①环境条件，主要内容为清洁、润滑、防尘、防潮、防震、防腐蚀及温度调节等；②技术检查，主要内容有性能检测、环境条件检测、部件检测等，主要检测设备的技术状态，如烤瓷炉、氧化锆烧结炉的温度检测、CAD/CAM设备的精度检测等。

2. 设备的修理

（1）定义：指设备出现故障或预测将要出现故障前，修复和更换已受损的零部件，以恢复其原有的技术状态和功能。

（2）种类：按修理工作量大小分为：①小修理，即局部性的修理，通常只更换和修复少量磨损零件，调整部分结构与精度；②中修理，即根据设备的技术状况对设备的主要部件进行修理，更换破损零部件较多，校正并恢复设备的精度，保证其达到规定的标准和技术要求；③大修理，即设备在使用过程中周期性地彻底检查和全面修理。对设备全部解体检查，修复、更换零部件，校正并调整整个设备，以全面恢复精度、性能和效率，达到规定的要求。设备的修理还可按其工作时间、计划周期划分为强制性修理、定期性修理和检查后修理，前两种方法适用于大型或精密贵重的复杂设备，后一种适用于一般常用设备。

（四）口腔工艺设备维修管理的评价

评价维修管理工作的质量主要通过两个方面：一是设备的运行状态良好；二是维修和管理付出的代价最小。建立和考核设备维修管理的技术及经济指标，对提高维修的管理水平和技术水平，稳定维修技术队伍都具重要意义。

1. 设备的技术状态指标　指设备技术参数是否达到出厂时的指标，能否满足使用要求。现用设备的技术状态指标可用完好率表示，即完好率＝（功能完好和基本完好的设备台数／总台数）×100%。如表3-4所示，完好率越高，代表维修管理水平越高。

表3-4 设备考核完好率的标准

分级	性能	运转状况	零部件状况	仪表指示系统状况
完好	良好	正常	齐全	正常
基本完好	主要性能良好	基本正常	主要零部件齐全	正常
情况不良	主要性能不良	常出故障或使用受影响	主要零部件受损	一定程度失调
报废或待报废	主要性能丧失	不能正常运转或经常出故障	主要零部件不全	失调

2. 设备维修管理的技术及经济效率 可用维修费用效率或单台设备的维修费用表示。维修费用效率越高,维修管理工作的技术经济效果越好;单台设备的维修费用越小,其技术经济效果越佳。

 本章小结

口腔工艺材料和设备的管理在口腔工艺管理中具有重要作用。本章首先介绍了口腔材料管理的目的意义及方法,要求掌握其内容和意义,熟悉材料管理相关内容。重点介绍了口腔工艺设备管理的内容、任务与意义,系统介绍了口腔工艺设备计划管理、应用以及维修管理,其中口腔工艺设备管理的内容及意义、口腔工艺设备应用管理以及口腔设备的维护管理是重点要求掌握的内容。

思考题

1. 口腔工艺材料和设备管理的内容以及任务与意义有哪些?
2. 口腔工艺设备应用管理的原则有哪些?
3. 如何衡量口腔工艺设备的完好性?
4. 口腔工艺设备应用管理的基本方法有哪些?
5. 口腔工艺设备为什么要进行维修管理?什么是维护保养?维护保养的种类有哪些?

（朱 勇 尹崇志 孙 曜）

第四章　口腔修复工艺生产流程
管理与质量控制

 学习目标

1. 掌握：口腔修复工艺生产流程关键点的操作规范、检验标准。
2. 熟悉：固定义齿生产流程；活动义齿生产流程；正畸活动矫治器与保持器的生产流程。
3. 了解：口腔修复工艺质量的信息化管理。

口腔修复工艺技术是以满足临床需求为前提，精确制作各种口腔修复体及正畸矫治装置的技术。由于口腔修复体要在口颌系统内行使一定的生理功能，修复体可被视为人工器官。为规范口腔修复体的监督管理，根据《医疗器械监督管理条例》和《医疗器械注册管理办法》，2003 年 12 月 23 日国家食品药品监督管理局出台了《定制式义齿注册暂行规定》（国食药监械〔2003〕365 号）。该规定赋予口腔修复体一个法定的名称——定制式义齿，为Ⅱ类医疗器械。义齿加工企业应遵守《医疗器械生产监督管理办法》及《医疗器械质量管理体系用于法规的要求》等法规，规范医疗器械的生产行为。

 知识拓展

医疗器械

根据《定制式义齿注册暂行规定》（国食药监械〔2003〕365 号），使用已注册的义齿材料生产的定制式义齿产品为Ⅱ类医疗器械，使用未注册的材料生产的定制式义齿产品为Ⅲ类医疗器械，产品类代号为 6863—16，名称为定制式义齿。可见，在我国定制式义齿纳入医疗器械的管理范畴，根据《医疗器械质量管理体系用于法规的要求》（YY/T 0287—2003）对医疗器械的定义为：制造商的预期用途是为下列一个或多个特定目的用于人类的，不论单独使用或组合使用的仪器、设备、器具、机器、用具、植入物、体外试剂或校准物、软件、材料或者其他相似或相关物品。这些目的是：

（1）疾病的诊断、预防、监护、治疗或者缓解；
（2）损伤的诊断、监护、治疗、缓解或者补偿；

（3）解剖或生理过程的研究、替代、调节或者支持；

（4）支持或维持生命；

（5）妊娠控制；

（6）医疗器械的消毒；

（7）通过对取自人体的样本进行体外检查的方式来提供医疗信息。

其作用于人体体表或体内的主要设计作用不是通过药理学、免疫学或代谢的手段获得，但可能有这些手段参与并起一定辅助作用。

义齿加工企业进行生产流程管理与质量控制，不仅是法规的基本要求，也是制作合格修复体的需要。通过建立流程、规范、标准来提升工作效率，提高产品质量，同时对义齿的生产过程进行约束，使大家完全清楚在修复体制作中需要自己做的节点和在节点位置上所对应的操作规范，以及是否达到标准，从而保证整个口腔修复体的制作顺畅高效地运行。

第一节　口腔修复工艺生产流程设计

在我国，口腔修复工艺技术的发展经历了不同阶段。新中国成立初期，义齿的制作没有进行流程的分工设计，所有的制作过程由同一技师/医师从头到尾独立完成，当时制作室能开展的业务只有活动义齿的装盒、充胶、打磨、铸造、焊接等初级技术，技师需对所有制作环节的技术全面掌握，义齿的制作效率低下，同时对制作流程也缺乏规范的监管机制，义齿质量由于技师能力的差异而参差不齐。20世纪80—90年代，随着口腔修复理论的进步、材料设备的不断更新及技术的不断提高，口腔修复工艺技术进入了快速发展期，这对口腔修复技师提出了更高要求。但由于我国口腔修复工艺人才培养机制不完善，从业人员专业知识和技能水平较低且数量严重不足，在这样的背景下，义齿加工行业普遍采用按义齿制作过程进行流程的划分，根据技师专业能力的不同分配到不同的生产工序，同时在关键工序设置严格的质量控制手段，借以保证整个生产流程的质量。定制式义齿的制作方式主要有系统作业和流水作业两种。系统作业是指每一件义齿的生产是由同一技师独立完成整个义齿制作步骤。流水作业是指义齿生产的各个工序分别由不同技师来完成。各义齿加工部门根据生产规模、人员结构对义齿生产进行多种形式的流程设计，俗称"大流程""小流程"。有些"小流程"把义齿制作的一个步骤细分成多个工序，像生产流水线一样。如果流程设计不当、前后工序对质量标准认识不统一，会对义齿的整体质量产生不良影响。无论怎样的义齿生产流程的设计方式，都是基于义齿的制作步骤。

随着数字化技术的飞速发展，义齿制作也进入了数字化时代，大多数义齿加工企业引进数字化的设备和软件，已部分或全部采用数字化技术来进行义齿的制作。数字化技术的应用取代了大量的手工劳动，提高修复体精度的同时也提高了工作效率，它的出现改变了义齿加工的工作流程和范围，使加工的材料更广泛，节省了时间、人力和成本，当然也对口腔修复技师提出了更高要求，需要掌握多个设计系统并不断更新自己的知识。

一、固定修复体的生产流程设计

(一)固定修复体的制作步骤

固定修复体虽然种类多、结构形式多样,但其基本制作工序、步骤大体相同。下面以传统烤瓷熔附金属全冠为例介绍制作步骤(图4-1)。

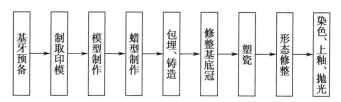

基牙预备 → 制取印模 → 模型制作 → 蜡型制作 → 包埋、铸造 → 修整基底冠 → 塑瓷 → 形态修整 → 染色、上釉、抛光

图4-1 固定修复体的制作步骤

固定修复体技师操作的主要步骤见图4-2~图4-13。

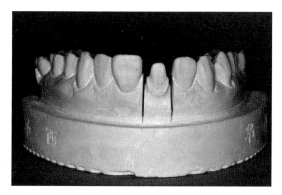

图4-2 代型

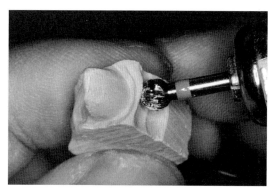

图4-3 代型颈缘的修整

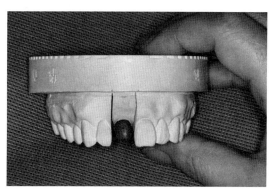

图4-4 基底冠蜡型

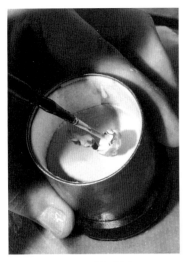

图4-5　蜡型包埋

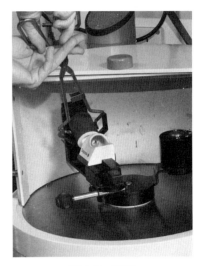

图4-6　铸造

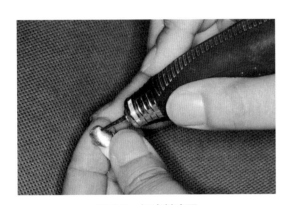

图4-7　打磨基底冠

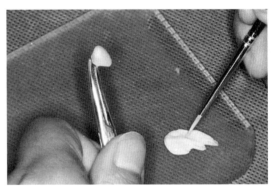

图4-8　遮色瓷涂布

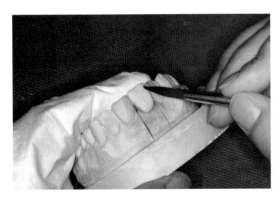

图4-9　瓷层堆塑

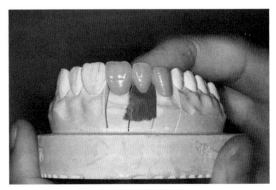

图4-10　瓷体就位调整

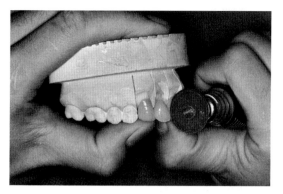

图 4-11 瓷体外形轮廓修整

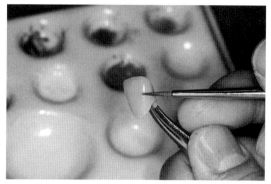

图 4-12 染色、上釉

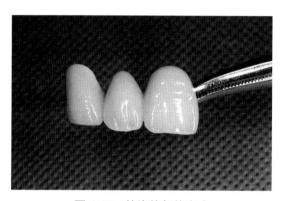

图 4-13 烤瓷修复体完成

（二）固定修复体的流程设计

流程的设计基于义齿的制作步骤，主要考虑因素为：在规定的时间内，保证各工序能按时、保质保量完成生产任务。一般修复体生产的时间须控制在一周之内，这就要求在流程设计时须根据生产量合理设计各工序的人员配置、时间分割、流程细分程度等。通常认为，义齿生产工序划分得越细，则对员工的技术要求越低，生产效率越高，但同时对义齿质量控制的难度增大，需增加质量控制环节，配置更多的质控人员参与质量管理，特别是加强对关键工序的质量检查与控制，才能保证义齿的质量（图4-14）。

随着义齿加工的产业化、规模化、大型化，大多数义齿加工部门采用细化流程的生产模式，如代型制作的工序，可细分为代型前段与代型后段，前段负责模型修整、种钉、灌制底座，后段负责颈缘修整、填倒凹。有的加工企业还将前、后段工序

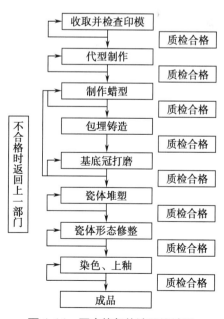

图 4-14 固定修复体流程设计图

再细分，模型修整、种钉、灌制底座、颈缘修整、填倒凹等都成为独立的工种，由不同的技术工人完成。对于过细的流程设计，需要各工序统一的制作标准与严格质检，对各工序的人员配置、流程时间应有合理的分配（表4-1）。

表4-1　固定修复体生产流程各工序交接时间与人员配置表

工序名称	人员配置	交接时间
前台	3 人	9:00 第一批件，以后每 1 小时交接 1 次，每次交接不超过 15 框模型。每个模型在前台处理时间不超过 2 小时，每天 12:00 前入件模型，14:00 前清件，当日清件
代型组	代型前段 4 人 代型后段 3 人	8:15 第一次交接，14:00 第二次交接，以后每隔 1 小时交接一次至 18:00，当日清件
蜡型组	6 人	10:00 第一次交接，14:00 第二次交接，以后每隔 2 小时交接一次至 18:00，当日清件
铸造组	2 人	8:15 第一次交接，以后每隔 3 小时交接一次，当日包埋的件须当日铸造完成，以保证与车金组次日的第一次交接
车金组	6 人	8:15 第一次交接，14:00 开始第二次交接，以后间隔 1 小时交接一次至 18:00，当日清件
遮色瓷组	4 人	8:15 第一次交接，以后每隔 1 小时交接一次，当日 17:00 前入件，须当日清件
上瓷组	6 人	8:15 第一次交接，以后每隔 1 小时交接一次，当日 17:00 前入件，须当日清件
车瓷组	8 人	8:15 第一次交接，以后每隔 1 小时交接一次，当日 17:00 前入件，须当日清件
上釉组	4 人	8:15 第一次交接，以后每隔 1 小时交接一次，当日 17:00 前入件，须当日清件
抛带组	2 人	8:15 第一次交接，以后每隔 1 小时交接一次，当日 17:00 前入件，须当日清件

注：本表设计基于约 50 名固定义齿技师、生产总流程时间 3 天、日工作量约 200 颗固定义齿的流程。

数字化技术的应用，简化了制作环节的工序，缩短了制作的周期，但仍需要各工序统一的制作标准与严格质检，对各工序的人员配置、流程时间应有合理的分配。为了获得高精度高美学的固定修复体，大多数义齿加工企业采用数字化的方式来完成基底冠的制作，保证其精度，再通过传统的个性化饰瓷使修复体颜色更逼真，所以流程的设计中以半数字化居多，即采用扫描印模或模型的方式获得数据，通过计算机辅助设计数字化底冠，再使用数控切削或者 3D 打印的方式得到基底冠，最后通过传统的方式塑瓷、打磨，获得最终的修复体。

二、可摘局部义齿的生产流程设计

（一）可摘局部义齿的制作步骤

可摘局部义齿按制作方法和材料不同分为塑料胶连式可摘局部义齿和金属铸造支架式可摘局部义齿。两者制作工艺流程主要不同在于支架的制作，前者采用弯制法，后者采用铸造法。下图为金属铸造支架式可摘局部义齿制作步骤（图4-15）。

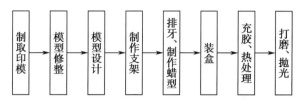

图 4-15　可摘局部义齿制作步骤

整体铸造支架式可摘局部义齿技师操作的主要步骤见图 4-16～图 4-31。

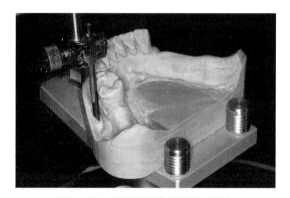

图 4-16　模型设计（确定就位道）

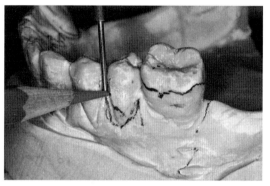

图 4-17　模型设计（确定倒凹深度）

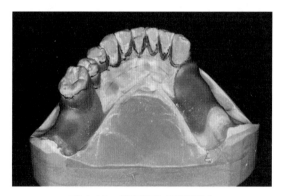

图 4-18　填倒凹与模型缓冲

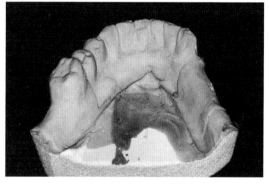

图 4-19　复制耐火模型

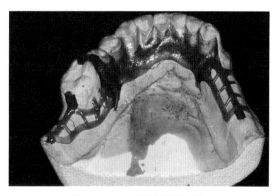

图 4-20　支架蜡型的制作

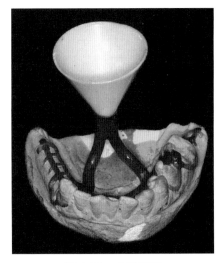

图 4-21 安插铸道

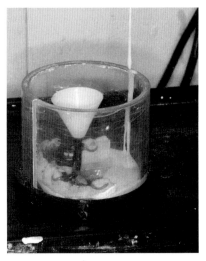

图 4-22 支架蜡型包埋

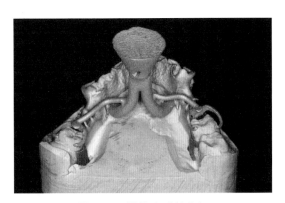

图 4-23 铸造完成的支架

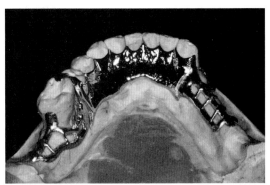

图 4-24 支架打磨抛光完成

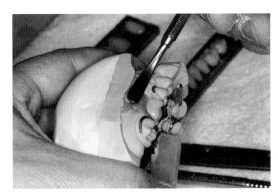

图 4-25 排牙与基托蜡型制作

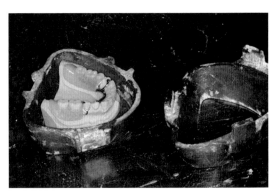

图 4-26 型盒的选择

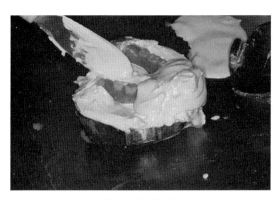

图 4-27　装盒

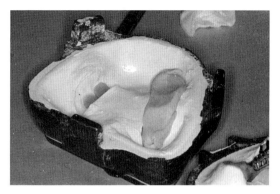

图 4-28　充胶

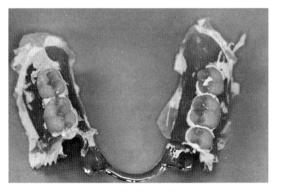

图 4-29　开盒后的可摘局部义齿

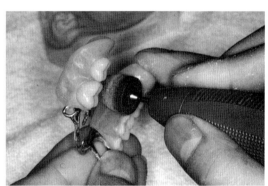

图 4-30　塑料基托的打磨、抛光

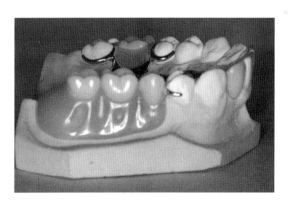

图 4-31　完成的可摘局部义齿

（二）可摘局部义齿的流程设计

不同于制作步骤，可摘局部义齿的流程设计应考虑关键工序的质量检查与控制，生产流程见图 4-32。

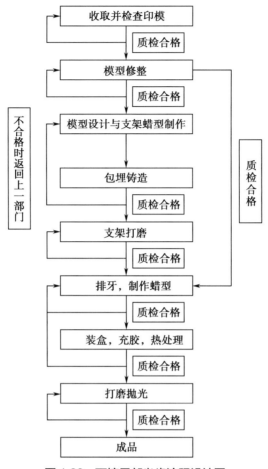

图 4-32 可摘局部义齿流程设计图

　　数字化的出现也改变了可摘局部义齿制作的流程，扫描模型后，进行可摘局部义齿支架、支托、卡环、固位网、大小连接体等的设计，并连接组合成数字化支架，通过数控切削技术或快速成型技术直接完成金属支架，也可以打印蜡或树脂成形材料再采取传统的失蜡法完成支架的制作。由于制作流程中省去了传统步骤中蜡型制作、翻制耐火模型和包埋铸造的步骤，制作完成的支架精度更高，无铸造缺陷。

三、全口义齿的生产流程设计

　　全口义齿是修复牙列缺失的义齿，又称总义齿。牙列缺失的无牙颌患者由于牙槽骨的吸收、软组织的改变、咬合关系的丧失等因素，使得全口义齿修复时，需要精确的印模及准确的颌位关系记录，才能满足全口义齿固位、美学和功能的需要。由于制作的复杂性，常常需要设置患者口内试戴的环节，以查验是否满足医师要求，只有口腔修复科医师和技师良好沟通、通力合作，才能制作出满足患者美学和功能要求的全口义齿。

　　全口义齿的制作步骤包括技师制作部分和医师制作部分，如图 4-33 所示，其中医师制作步骤中"试戴蜡义齿""终义齿的试戴"可理解为义齿生产流程的质量检查，如达不到医师要求时，需返工重新制作。

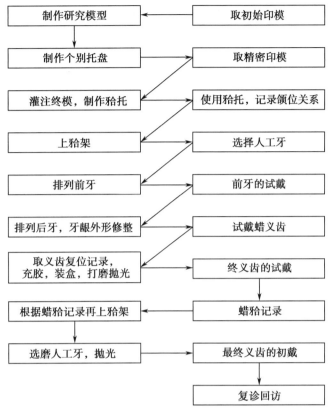

图 4-33 全口义齿操作主要步骤

左侧为技师操作步骤,右侧为医师操作步骤

全口义齿技师操作主要步骤见图 4-34～图 4-43。

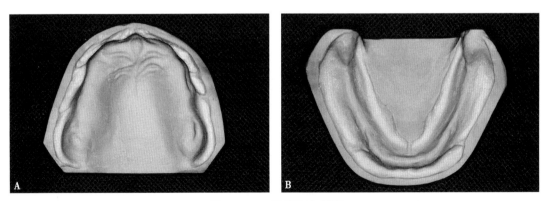

图 4-34 无牙颌研究模型

A. 上颌 B. 下颌

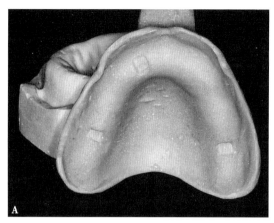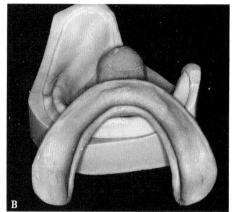

图 4-35 制作个别托盘

A. 上颌 B. 下颌

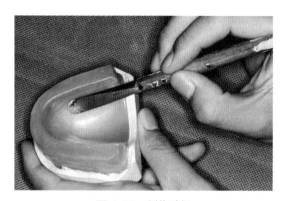

图 4-36 制作𬌗托

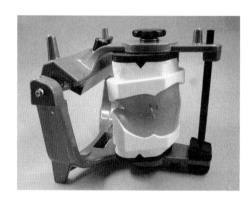

图 4-37 上𬌗架

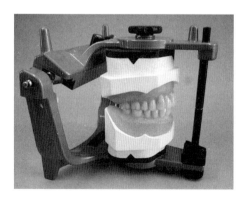

图 4-38 全口义齿排牙

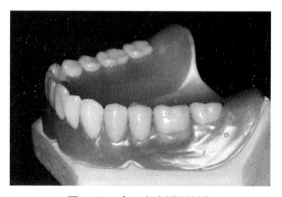

图 4-39 全口义齿蜡型制作

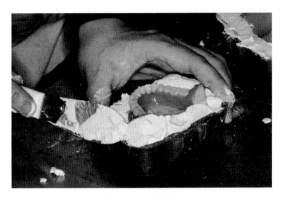

图4-40　装盒

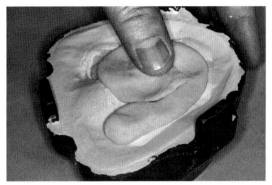

图4-41　充胶

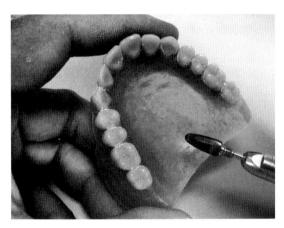

图4-42　全口义齿的打磨、抛光

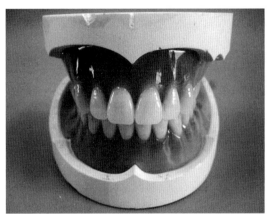

图4-43　全口义齿完成

数字化的全口义齿修复对传统的制作方法进行了一些改变,根据不同的设计软件有不同的方案。总的程序包含了数据采集(包括功能性印模和颌位关系的确定),再通过软件进行虚拟模型分析,应用数据库的牙型进行排牙设计,所得牙列及基托通过数控切削或3D打印制作而成。有些义齿加工企业也采取数字化排牙,然后切削出蜡基托,再以传统注塑充胶的方式制作完成最终的全口义齿。

四、口腔正畸矫治器及保持器的生产流程设计

正畸矫治器包括活动矫治器和固定矫治器两类,保持器包括正畸保持器和缺隙保持器两类。固定矫治器多由正畸科医师直接在椅旁操作完成,而活动矫治器、保持器常需技师制作完成后,再由正畸科医师在患者口内佩戴。

（一）活动矫治器的制作步骤

活动矫治器按其矫治力的来源又可以分为机械性活动矫治器和功能性活动矫治器，下面以机械性活动矫治器为例介绍制作步骤（图4-44）。

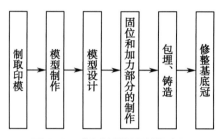

图4-44　活动矫治器制作步骤

（二）保持器的制作步骤

保持器是防止错𬌗畸形矫治后复发的一种装置，是正畸治疗的延续和重要组成部分。常用的有 Hawley 保持器及热压膜全牙列𬌗垫式透明保持器两种。下面以热压膜全牙列𬌗垫式透明保持器（简称透明保持器）为例介绍制作步骤（图4-45）。

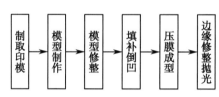

图4-45　透明保持器制作步骤

（三）活动矫治器及保持器的流程设计

活动矫治器的基托成型多采用自凝胶气压成型和光固化基托成型，透明保持器采用压膜的方式获得，制作所需时间相对较短，流程设计上多由同一技师独立完成整个制作步骤，但也应考虑对其质量检查与控制。

　知识拓展

数字化种植修复工艺技术

数字化的应用也贯穿于种植修复工艺技术全流程中，可以数字化的方式完成种植手术导板、种植临时冠、个性化基台、一体化冠等的设计制作。数字化种植手术导板的数据来源是患者的 CBCT，结合口内扫描或模型扫描等口内数据，将数据导入口腔种植设计软件中。通过口内标志性解剖结构、余留牙或制作的放射导板与 CBCT 进行颌骨的三维重建，对缺牙区虚拟修复体的放置，规划植体的定位，模拟种植体植入数目、位置、方向、角度进行种植修复方案的设计，确定导板的范围，最后通过快速成型技术加工制作出个性化的手术导板。完成种植手术后，可以根据数字化的印模，进行个性化基台或一体化冠的设计。通过扫描获取种植体与邻牙对颌牙的空间关系，对基台进行可视化设计以确定达到个性化的良好形态和穿龈轮廓,按照穿龈深度设计个性化基台的修复体肩台位置。

数字化颌面赝复体的工艺技术

数字技术的进步同样为颌面赝复体的制作提供了新的思路和途径。目前国内外很多医院已开展用数字技术为眼、耳、鼻以及面部软硬组织缺损的患者制作赝复体。通过光学扫描技术和CBCT获得复杂的缺损区模型数据,采用逆向工程软件对其进行赝复体三维形态的个性化设计,采用数控成型技术加工出赝复体树脂或蜡模,再翻制出硅胶模具,往模具中注入个性化配比的硅胶,脱模后得到硅橡胶赝复体。也可以设计出赝复体的阴形型盒,三维打印阴形型盒后直接充填硅橡胶成形固化,进行色彩调整,完成赝复体的数字化制作。数字化技术有效地提高了赝复体制作的精确度和效率。

第二节 口腔修复工艺生产流程质量控制

为保证义齿的质量,必须对生产的流程进行有效的质量控制。在将原材料加工成修复体的过程中,必须按技术操作规范以及其他规定的要求进行义齿生产。流程质量控制的措施包括:①建立义齿生产操作规范并严格执行;②设置专职的检验机构并规定其职责和权限;③制订检验标准及检验规程;④进行进货检验和验证;⑤进行过程检验及最终产品的检验;⑥建立不合格品的控制程序等。

按照操作规范进行义齿的生产是保障义齿质量的前提,严格义齿生产流程关键点的操作规范是控制义齿生产流程质量的有效途径。对影响生产质量的主要因素或环节实施控制,使生产过程中质量处于受控状态,确保生产出合格的义齿。

一、固定修复体生产流程关键点操作规范

(一)印模质量的检查及处理(如口腔临床医师直接提供印模)

1. 印模检查 根据设计单的修复设计类型,检查基牙预备体的形态和边缘是否清晰、有无气泡,软组织的伸展范围是否满足要求,印模与托盘是否有分离现象等。如不符合修复体制作要求,应将印模退还给医师,要求其重新制取印模。

2. 印模消毒和清洁 根据设计单确认印模材料的种类,选用适当的方式进行印模的消毒和清洁。须在恰当的时间内完成模型灌制,以保证模型的准确性。

3. 灌制模型 视修复设计类型选用适宜的模型材料,并严格按照材料的说明进行操作。此外,应保持调拌刀和容器的清洁。

4. 脱模 待模型材料硬固后,分离印模和模型。动作要轻柔,以防损坏模型,如有必要,可以破坏印模后进行脱模。

5. 填写流程卡并签名 对模型进行唯一性编号,模型编号、流程卡编号以及设计单编号应统一,以保证义齿产品的可追溯性。定制式义齿流程卡示例见图4-46。

文件编号：AR-7529　　生产许可证号：川食药监械生产许(2010)第×××号
　　　　　　　　　　注册证号：川食药监械(准)字201×第××××××号
　　　　　　　　　　注册产品标准：YZB/川×××-201×

四川■■■■修复制作中心
固定修复流程卡

产品名称：定制式固定义齿
产品型号：
编　　号：　　　　出件时间：
患者姓名：　　　　进件时间：　　牙单位：

项目　　类别	接件时间	完成时间	签　名	质　检
消　　毒				
模　型1				
模　型2				
蜡　　型				
全瓷设计与制作				
车　　金				
底　　瓷				
上　　瓷				
车　　瓷				
上　　釉				
成品检验				
消毒包装				

追溯标识

材料名称	材料注册证号	材料批号
金属		
瓷块		
瓷粉		
树脂		
备注		

文件编号：AR-7531　　生产许可证号：川食药监械生产许(2010)第×××号
　　　　　　　　　　注册证号：川食药监械(准)字201×第×××××××号
　　　　　　　　　　注册产品标准：YZB/川×××-201×

四川■■■■修复制作中心
活动修复流程卡

产品名称：定制式活动义齿
产品型号：
编　　号：　　　　出件时间：
患者姓名：　　　　进件时间：　　件数：

项目　　类别	接件时间	完成时间	签　名	质　检
消　　毒				
模　　型				
支架蜡型				
铸　　造				
支架打磨				
排　　牙				
充胶打磨				
成品检验				
消毒包装				

追溯标识

材料名称	材料注册证号	材料批号
金属		
成品牙		
树脂		
备注		

图4-46　定制式义齿流程卡

 知识拓展

可追溯性标识

　　医疗器械的基本要求是安全有效，必须具有一定程度的可追溯性。可追溯性的作用和目的是便于政府监管，落实制造商对产品安全的责任，查找不良事件原因，妥善解决医疗事故问题，便于采取纠正和预防措施，也有利于制造商的自我保护。

　　实现可追溯性能力的方法是通过标识和记录，即通过最终产品的唯一性编号，记录可以向前追溯到第一收货人、分销商、医院、患者,向后可以追溯到制造过程中的元件、材料、生产者、检验人员、放行人员等。定制式义齿的可追溯性标识可采用生产流程卡的形式来记录,下列为《定制式义齿产品技术审查指导原则》对可追溯标识的要求。

每个定制式义齿应附有追溯标识,追溯标识至少包含以下内容:

（1）医疗机构(委托方)名称;

（2）企业名称;

（3）产品名称;

（4）产品批号;

（5）注册证号;

（6）材料注册证号(固定义齿至少包括:瓷粉、金属、树脂、瓷块,活动义齿至少包括:树脂、金属、成品牙);

（7）材料批号。

（二）模型的制备及质量检查

1. 模型检查　模型制作人员需对口腔临床医师提供或口腔技师灌制的模型进行质量检查,检查内容包括:

（1）核对编号:模型编号、盒号、设计单、流程卡均应相符。

（2）核对牙位、修复体种类、数量:修复牙位、修复体种类、数量与设计单要求相符。

（3）检查模型:检查工作模型(特别是基牙)有无损伤、断失,对颌模型、附件(颌位记录、𬌗架、诊断性义齿、参考照片等)是否齐全。

2. 模型修整　按照要求利用石膏模型修整机及模型舌侧修整机对模型进行修整。

（1）修整时,动作要轻柔,不能损伤基牙及邻牙。

（2）模型的唇颊侧要光滑,模型表面的细小碎屑及石膏瘤都应修整干净。模型底部要磨平,且与𬌗平面平行,不能倾斜。

（3）修整工作模型的颊、舌侧,使之呈马蹄形,模型颊舌径宽度不应小于10mm。

（4）修整完成后的工作模型龈缘以下的厚度不得小于10mm(即模型从牙体颈缘至模型底部的厚度不得少于10mm)。

3. 模型清洁及干燥

（1）模型检查:模型修整完毕后,需按照制作标准对模型进行检查。如不合格,应该返回上一步程序重新制作。

（2）模型清洁:使用蒸汽清洗机清洁模型,注意操作动作应轻柔,不得损伤模型。

（3）模型干燥:清洁完毕后,在干燥箱里干燥模型,注意温度不能太高,干燥时间不宜过长。

4. 模型打孔　模型打孔的目的是形成粘接复位钉及固位钉的钉孔。

（1）钉孔位置尽量选择在基牙、牙弓颊舌向及近远中向的中央位置,选定位点后,应使用记号笔标定要打孔的位置。

（2）定位光点对准钉孔处,打孔后用气枪吹除石膏粉末。为保证代型在底座上不旋转,应进行双钉设计,或制作相应的抗旋转结构。

（3）检查有无漏打钉孔。

5．磨固位形　包括横沟与竖沟。

（1）横沟、竖沟位于钉孔周围，横沟应顺着牙弓方向进行制备，竖沟与牙弓方向垂直，磨至模型边缘，可同时在钉孔周围预备1～2个固位沟，沟距钉孔2mm左右，不得破坏钉孔。

（2）固位沟应平顺且不能有倒凹。

（3）固位沟的宽度应与车针头部直径同宽，深度应为车针头部直径的1/2。

（4）预备完成后，使用气枪吹净固位沟内的石膏粉末。

6．植钉　对固位钉的质量进行检查，确保其达到使用要求，应选择规格相同的固位钉。

（1）植钉步骤：①在固位钉的粘接部分涂抹快速胶水；②使用夹持器械将固位钉粘固于钉孔内；③确保固位钉完全达到钉孔底部，使用夹持器械或手指静压一段时间以确保粘接强度；④检查固位钉的粘接强度，刮除结合部溢出的胶水。

（2）植钉注意事项：固位钉应与模型底面垂直，各固位钉间应相互平行。粘接胶水不能过多，以免影响固位钉精确到位。

7．涂分离剂　将已粘接固位钉的模型浸水，注意保护基牙不受损伤，浸泡时间不宜过长。浸泡完成后，在模型底面及磨沟处均匀喷涂分离剂，并用气枪去除多余的分离剂，模型静置干燥后，安装导向套管。

8．形成底座　选择膨胀率小的石膏，按照正确的水粉比例调拌、灌制底座。

（1）先在模型底部与固位钉之间涂抹少量石膏，确保固位形的部位不会产生气泡，灌制底座的石膏不能盖过模型的边缘。

（2）将模型放入底座，确保模型的中线与底座的中线对齐，整个模型要水平放置，不能倾斜。

（3）将多余的石膏刮干净，使得模型底面与底座的交界线完全暴露。

（4）灌制结束后，检查模型和底座，确保模型基底部与底座之间平滑、无气泡和欠缺。

9．确定就位道及填补倒凹

（1）在观测仪上根据基牙的倾斜方向选择最佳就位道，并在模型的相关位置做2～3个标记。

（2）均匀调拌有色石膏填补于基牙倒凹处。

（3）根据标记还原模型在观测仪上的位置，检查倒凹填补情况。

10．代型的制备以及检查

（1）描画代型分割标记线：在模型颊舌侧用铅笔画出分割标记线，分割线应与固位钉的植入方向平行（即垂直于模型底面）且标记清晰，并充分考虑切割砂片的厚度，以免在切割过程中损伤邻牙。

（2）分割模型：用U形锯沿标记线垂直分割至模型与底座交界下1mm处，分割线不能太宽。分割过程中，动作应平稳并缓慢，注意不能损伤基牙、颈缘和邻牙。分割模型的过程中随时清洁锯出的石膏碎屑，以免影响对分割标记线的观察，造成分割偏差。

（3）修根形：应在2～5倍放大镜下进行修根形的操作：①用直径0.5mm的蜡笔在基牙代型上标记出颈缘线和肩台位置；②用刀片去除游离牙龈；③用球形或柱形钨钢磨头在颈缘线边缘外0.3～0.5mm处修整代型并形成根形，注意转速不宜太快，不能损伤基牙颈缘线和肩台；④制备有肩台的基牙时，颈缘应保留完整的肩台外形。

（4）颈缘修整完成后，用蜡笔画出颈缘线，并用模型强化剂均匀涂布颈缘线。

（5）检查代型是否有倒凹，对存在的倒凹应用石膏或蜡填除。

（6）在基牙上涂间隙涂料，应按同一方向涂布，涂布范围为距离颈缘线 0.5～1mm 处至切（𬌗）端，涂布厚度 10～30μm。

（7）用车针在底座底部固位钉的相应位置磨出凹槽，贯穿孔钉。

11. 核对咬合　仔细检查并去除工作模型和对颌模型咬合面的石膏瘤。检查动作应尽量轻柔，避免造成模型的破坏。用咬合蜡核对咬合，检查咬合蜡记录有无变形，是否能够与工作模型和对颌模型准确复位。

12. 上𬌗架

（1）咬合关系检查完毕后，用热熔胶粘贴在模型的外侧以固定咬合，注意热熔胶的粘接位点不能位于基牙处。粘接后，使用气枪吹气冷却熔胶，待热熔胶完全冷却后方可松手，以避免移位，确保咬合准确、稳定。

（2）使用石膏固定模型前，检查模型是否位于𬌗架上、下颌体的合适位置，模型中线是否对准𬌗架中线，并再次检查咬合记录。

（3）在模型底部的钉孔外露处垫纸，以防止石膏进入钉孔内，使代型无法正常复位。

（4）调拌石膏，将模型固定在𬌗架上，注意上下颌模型不能倒置。

13. 填写流程卡并签名。

（三）蜡型的制作及检查

1. 模型和代型的检查　在制作蜡型前，应对模型和代型进行检查，具体检查内容包括：①牙模、模型盒和设计单的编号及流程卡是否相符；②模型上的基牙位置、种类、数量与设计单的要求是否相符；③牙模有无损伤、断裂和丢失；④代型制作质量是否符合要求；⑤对颌模型和附件是否齐全。

2. 涂分离剂　使用毛刷在基牙上均匀涂布一层分离剂，并用毛刷将多余的分离剂擦去，保证分离剂在代型表面形成均匀的一层薄膜。

3. 蜡型制作

（1）制作方法及要求

1）使用电蜡刀或火焰加热金属蜡刀，使蜡熔化并堆塑在代型表面。注意工作环境温度，以防蜡产生收缩、变形。

2）上蜡时要保证蜡层均匀并与代型密贴，表面不能有皱纹，蜡型的厚度通常为 0.3～0.5mm。

3）为保证蜡型边缘的适合性及强度，需对蜡型的边缘进行加强处理。在蜡型完成后，将蜡型边缘切掉 0.5mm，用边缘蜡对边缘重新塑型，使蜡型边缘与基牙颈缘更加密合。

4）检查内冠的厚度，并对薄的蜡层进行补充，使用加热的蜡刀将蜡型表面修平。

5）可在蜡型的颊、舌侧分别堆塑 2 个隆起，以便蜡型与代型分离时把持。

（2）金属加强带的设计：金属加强带应根据咬合设计形态，不仅要符合生理要求，且应有足够的强度，一般厚度为 0.5～0.6mm。

（3）金属全冠的外形设计

1）在𬌗架上，按照咬合记录及周围牙列形态，确定修复体与对𬌗牙的牙尖交错𬌗关系，按照天然牙的形态，堆塑出全冠的外形。

2）在𬌗架上，根据前伸髁导斜度及切导斜度，确认修复体在前伸运动中，不会产生𬌗干扰。

3）在𬌗架上，根据侧方髁导斜度，确认修复体在侧方运动中，不会产生𬌗干扰。

4）设计正确的连接体位置：在全冠蜡型的邻接面相应部位堆塑一小部分蜡，并在模型上复位校对，完成邻接点的制作。

5）对牙冠外形及𬌗面形态进行精细修整并抛光。

（4）金属内冠的外形设计

1）根据邻牙长度及牙弓弧度雕刻牙的形态，并为后期堆瓷预留空间。前牙蜡型切端及后牙蜡型𬌗面预留 1.5～2.0mm，前牙蜡型唇面、邻面及后牙蜡型轴面预留 1.0～1.5mm，前牙舌面预留 0.5～1.0mm。

2）设计固定桥修复时，桥体底部应留出 0.5～1.0mm 的堆瓷空间，邻接点尽量靠近舌（腭）侧以利于美观，桥体、连接体必须要有足够的强度。

3）修整颈缘：去除颈缘处多余的蜡。注意边缘蜡不能太长盖住颈缘线，也不能太短而不到位。

4. 安插铸道 选择粗细合适的蜡条，熔化后安插在蜡型上，作为铸造时金属流入的通道。

（1）铸道的设计：铸道设计时，必须带有金属储备的设计形式，以补偿金属在冷却过程中的收缩，确保铸造完全。铸道在走行过程中，不能形成锐角，以免产生铸造缺陷和失败。

（2）铸道安插的位置：前牙在切端处，后牙在非功能尖处，铸道与牙长轴成 45° 角，确保流入的金属不会对铸型腔造成直接的冲击。

5. 称量蜡型重量 从模型上取下蜡型时，动作要轻柔，以免造成蜡型的变形和破坏。取下蜡型后应检查蜡型厚度是否均匀，有无缺损或不足。然后用天平称量蜡型重量，以确定金属用量。

（四）包埋铸造

1. 包埋

（1）包埋前的准备：清理干净搅拌器具，根据设计单要求、蜡型的情况以及气温差异等，选择合适的包埋材料及粉液比例，并根据蜡型重量、蜡与金属的密度比例关系，确定金属用量。

（2）选择铸圈：铸圈内壁与蜡型距离不少于 5mm。

（3）选择型孔座：将蜡型固定在型孔座上，型孔座的高度应使蜡型避开铸圈的热中心。

（4）铸圈的内衬：若使用金属铸圈，为保证包埋材料进行有效的膨胀，以补偿金属的冷却收缩，并根据包埋材料的类型及铸圈的大小，选择合适的内衬材料，为包埋材料的膨胀提供充足的空间。

（5）称量包埋粉：根据铸圈的大小称量选用的包埋材料。

（6）振荡搅拌：将称量好的包埋粉与包埋液，按比例调好放在振荡器上搅拌 8～12 秒。确保粉液比例正确是包埋成功的关键。

（7）抽真空：打开电源，在真空搅拌机上抽真空搅拌大约 40～60 秒。

（8）包埋：将固定着蜡型的型孔座放在振荡器上，用小毛笔将包埋材料从牙冠边缘慢慢滴入，切勿损伤边缘。用毛笔将冠外均匀涂一层包埋料。将包埋碗内的包埋粉从空隙大的地方倒入，包埋料须盖过蜡型 8mm 以上。

（9）清洗器具：将包埋使用的器具清洗干净后备用。

（10）填写包埋铸造记录表。

2．铸造

（1）检查流程卡：确认铸圈、金属种类及用量。

（2）烘烤与焙烧

1）待包埋材料固化冷却后，去除铸道型孔座。将铸圈底部的致密层磨除，形成粗糙的表面，有助于铸造过程中的排气。

2）预热前应尽量保持包埋材料具有一定的湿润性，包埋材料完全干燥之前进行去蜡处理，材料残留的水分有助于蜡的充分排出，可提高铸件的质量。

3）将铸圈放入去蜡烤箱，设定升温模式，预热约 30～60 分钟后，铸圈分类放入高温烤箱。应按照产品说明书，严格保证包埋材料的预热时间和温度。注意在去蜡过程中，铸圈的铸道口应先向下放置，高温焙烧时铸道口向上放置。

（3）离心铸造

1）选择坩埚：根据金属类型选择坩埚，确保坩埚的类型与所用金属相匹配。坩埚必须清洁，无杂质。

2）调节配平：将铸圈按正确的方式安放在铸圈托架上，根据铸圈大小调节铸造平衡，在坩埚内放入称量好的金属。

3）熔解铸造：关闭铸造机盖子，按熔解键，待金属熔化时再按铸造键启动铸造，约 10 秒后按停止键。铸造完毕后打开盖子，夹出铸圈。注意避免铸造金属种类错误。

（4）填写包埋铸造记录表。

3．铸圈的冷却与开启

（1）冷却：应使铸圈在常温下缓慢冷却，缓慢的冷却过程有助于金属形成均匀的金相结构，避免内部应力的产生。也可以将铸圈放入预热炉中缓慢冷却。绝不可以使用任何形式的加速冷却手段。

（2）开启铸圈

1）核对包埋铸造记录表与铸圈是否相符。

2）待铸圈自然冷却后，尽量使用轻柔的方式去除包埋材料，可轻轻敲打铸钮，取出铸件。切忌暴力敲击，致使铸件变形。

3）铸造后的包埋材料结构松散，易于拆解，为防止材料的颗粒对人体造成伤害，建议在水中对其进行拆解。应仔细剔除包埋材料，铸件精细部位的残余包埋材料应该尽量使用小毛刷予以去除。

4）如包埋材料结合强度过大，不易手工去除，可进行喷砂处理。

5）喷砂完毕后，应使用蒸汽清洗机或超声清洗机对铸件表面进行清洁，要求清洁后的铸件表面无杂质、黑点。

6）将铸件清理干净后，将包埋铸造记录表、铸件和铸圈送入检验区。

4．切割　铸件经检验合格后，利用切割机对铸道进行切割。

（1）操作动作应尽量轻柔缓慢，切割时注意不能损伤铸件。

（2）切割过程中，做好自身防护，应佩戴防护眼镜与口罩。

（3）将切下来的铸件放入相应的模型盒。应仔细查对模型盒号、模型、设计单、流程卡是否相符，模型是否完整，有无基牙损伤、折断，切割下的铸件与模型上的修复牙位是否符合。铸件佩戴在代型上,应无明显的不密贴和变形,边缘应吻合良好。

（4）填写流程卡并签名。

（五）金属冠及金属烤瓷基底冠打磨

1. 对铸件进行检查　检查内容包括:

（1）模型编号、模型盒号与设计单相符。

（2）修复牙位、种类、数量与设计单要求相符。

（3）模型有无损伤、断失,对颌模型、附件是否齐全。

（4）铸件有无明显的铸造缺陷,有无明显的变形,能否在代型上就位。

2. 金属冠的调磨

（1）在放大镜下检查冠内有无金属瘤、缩孔及未完全清洁的碎屑。金属瘤可在放大镜下使用钨钢车针磨除。冠内组织面应平顺,不能有沟痕。

（2）将铸件就位在代型上,检查铸件的边缘适合性,冠边缘与基牙边缘是否密合。如果边缘不密合,应在基牙上涂抹检查剂（如印泥）,使铸件重新就位,取出后检查冠内是否有高点。如无明显高点,则应考虑铸件在制作过程中产生了变形。注意检查剂不能涂太厚,不能强行挤压基牙,不能损伤基牙。

（3）对金属冠磨光面打磨的具体顺序为:先磨除铸件的残余铸道,再打磨转角部分的菲边,然后再打磨金属冠各个轴面。调磨后的冠表面应平滑,不能凹凸不平,不能有砂眼、菲边。

（4）金属冠邻接面的调整:用一张咬合纸（约厚 0.002mm）放于牙冠与邻牙之间,检查金属冠邻接点的形态和紧密程度,检查标准为一张咬合纸能紧紧地抽出且不破。如邻面接触点形状不合理或是接触过紧,可以根据咬合纸印到铸件表面的形态进行调磨。调磨时应从金属冠的一侧邻接面进行,不可同时对两侧邻接面进行调磨,以免操作失误,造成邻接丧失。

（5）金属冠咬合面的调整:在𬌗架上使用咬合纸检查牙尖交错𬌗、前伸𬌗、侧方𬌗运动时,是否存在早接触和𬌗干扰。如有,可使用钨钢车针进行调磨。咬合调整结束后,前磨牙应为 2 个咬合点,磨牙应为 4 个咬合点。

（6）试戴金属桥体:在金属桥体试戴前,应先将基牙代型固定,桥体试戴合格的标准为:桥体无翘动、桥体龈端外形合适、基牙边缘适合性良好。

（7）铸件表面抛光:调磨结束后,用抛光轮和抛光膏对铸件表面进行抛光。金属冠修复体应达到镜面抛光的效果。抛光结束后,使用超声波清洗机等清洗设备清洗。

3. 金属烤瓷基底冠的调磨

（1）金属烤瓷基底冠就位前,应在放大镜下,检查冠内有无金属瘤、缩孔及未完全清洁的碎屑。如有,应予以消除。

（2）根据设计要求打磨出堆瓷空间,细磨时应使用同一磨石或车针沿一个方向打磨。调磨后,内冠的颈部不能形成悬突,表面不能有黑点、砂眼、锐边、锐角,应光滑平顺。

（3）金属内冠的唇面和邻面厚度约为 0.3mm,桥体底部预留空间应约为 0.5～1.0mm。打磨过程中,需使用金属卡尺对厚度进行检测,以保证达到设计要求。

（4）金-瓷交界的设计形式:应根据天然牙列的外形及咬合进行调磨,金-瓷交界要清楚,金属带要自然。可以通过观察模型上的其他牙齿,了解患者咬合力的大小以及是否有不良咬合习惯,选择合理的金-瓷交界形式及瓷覆盖范围。对于不合理的设计形式,应在制作前与医师进行沟通。

（5）咬合面的设计：咬合面如设计金属𬌗面，应合理设计金 - 瓷交界部位，一般上颌𬌗面的金 - 瓷交界位于颊尖舌斜面，下颌磨牙的金 - 瓷交界位于颊面。

（6）金属内冠邻接点的调磨：在保证强度的情况下，应尽可能将邻接点靠近舌（腭）侧，以利于美观。

（7）金属烤瓷基底冠边缘的打磨：金属内冠边缘应与颈缘贴合光滑，呈凹型，边缘不能卷边或呈锯齿状，无刺手感，边缘不能缺失或过长。

4. 填写流程卡并签名。

（六）遮色瓷堆塑

1. 对打磨结束后的基底冠进行检查　检查内容包括：

（1）模型编号、模型盒号与设计单、流程卡相符。

（2）修复牙位、修复种类、数量与设计单要求相符。

（3）使用金属卡尺检查基底冠厚度，约为 0.3mm。

（4）金属内冠表面应光滑，边缘完整，无锐边、锐角、砂眼。

（5）金属桥体应设计合理，无缺陷。

2. 喷砂

（1）须用镊子夹住内冠喷砂，不能用手持握金属基底冠，以免污染基底冠。

（2）喷砂笔与基底冠呈 45° 角斜喷，能在有效增加基底冠表面粗糙度的同时，不造成基底冠的损坏。

（3）应对已经抛光的区域或金 - 瓷结合的金属边缘部进行遮挡，以免造成不必要的破坏。

（4）喷砂后的金属内冠表面不能有黑点、穿孔、倒凹，金属颜色应一致。

3. 清洗　喷砂后的基底冠应使用蒸汽清洗机清洗，然后再用超声波清洗，清洗完毕的金属基底冠不能接触任何可能带来表面污染的物体。

4. 除气和预氧化　根据厂家提供的数据对金属基底冠进行除气和预氧化。处理完成后，检查内冠表面有无黑点、裂痕或变形。

5. 遮色瓷涂塑与烧结

（1）遮色瓷第一次涂布：用专用笔薄薄地涂上第一层遮色瓷（OP 瓷），不能出现堆积的现象，可以使用超声振动仪或手动振动夹持器械，使瓷层更加致密。用纸巾或专用设备吸走遮色瓷表面多余的水分，但不要使瓷层过于干燥。注意冠内表面应保持干净，不要使遮色瓷粉进入基底冠内面。应按照瓷粉说明书规定的烧结程序进行烧结。

（2）第一层遮色瓷烧结完成后的检查：着重检查其在牙间隙处是否有堆积过厚、有无不均匀的涂布。第一层遮色瓷要尽量薄，但颈缘不可有黑边。如堆积过厚，应轻轻磨除清洗干净，检查合格后，涂布第二层遮色瓷层。

（3）遮色瓷第二次涂布：涂布第二层遮色瓷时，应在唇侧颈缘处和牙间隙处涂布少许暗色的遮色瓷。操作过程中，注意应不断地致密化和干燥。遮色瓷二次涂布后，表面应平滑，将金属基底冠覆盖完全。金属基底冠的内面应无瓷污染。两层 OP 瓷的总厚度不能大于 0.2mm。检查完毕后烧结。

（4）遮色瓷第二次烧结完成后的检查：烧结完成的遮色瓷表面应无裂痕、光滑、无气泡，金属基底色完全被遮盖，冠内无残留遮色瓷。

6. 填写流程卡并签名。

（七）塑瓷

1. 对完成遮色瓷烧结的基底冠进行检查　检查内容包括：

（1）模型编号、模型盒号与设计单、流程卡是否相符。

（2）修复牙位、修复种类、数量与设计单要求是否相符。

（3）牙模有无损伤、断失，对颌模型、附件是否齐全。

（4）遮色瓷有无黑点、裂纹和气泡，冠内是否干净。条件允许的话，可以使用放大镜进行检查。

2. 塑瓷前的准备

（1）确定牙弓的中线、牙冠应该修复的长度和宽度。用水打湿遮色瓷表面及邻牙表面，在基牙及桥体模型处涂布分离剂。

（2）瓷粉调拌：取适量瓷粉调拌均匀，掌握好粉液比，不能过干、过稀，以便于涂布，又不会轻易下垂为标准，调拌时注意排除气泡。

（3）对瓷粉吸水：用吸水纸衬垫在牙体腭侧，及时吸取多余的水分及瓷粉调节剂，以免瓷层堆塑时塌陷、变形。

3. 牙本质瓷堆塑　使用润湿的毛笔将牙本质瓷粉逐渐堆积到遮色瓷表面，尽可能达到天然牙的大小和外形。在唇面堆塑完成后，再进行舌面堆塑。检查所堆塑的牙本质瓷在下颌前伸、侧向运动中的长度是否合适。牙本质瓷的厚度应不低于 0.5mm。在预留瓷层空间不足时，可选用薄体瓷遮盖。

4. 切端回切　在确定牙本质瓷的长度后，在切端对牙本质瓷层进行回切，为牙釉质瓷及透明瓷提供空间。回切所形成的指状发育叶结构必须自然。

5. 牙釉质瓷堆塑　完成牙本质瓷的回切后，自切端方向堆塑釉质瓷，并将指状沟填平，从切端到颈缘自然过渡变薄，并恢复实际牙冠大小。在堆塑时，要注意瓷层间的自然过渡，尤其是牙釉质瓷与透明瓷之间的合理搭配，对美观的影响最为显著。唇侧的牙釉质瓷堆塑完成后，再堆塑舌侧及邻面的牙釉质瓷，舌侧及邻面瓷层同样对烤瓷牙的美观具有较大的影响。堆塑特殊效果瓷时，牙釉质瓷及透明瓷的堆瓷厚度应在 1.0mm 以上。塑瓷操作时，不同牌号的瓷粉绝对不能混用，同时应注意对瓷粉进行致密化和干燥处理。

6. 透明瓷堆塑　透明瓷几乎覆盖整个牙，考虑瓷粉的烧结收缩，完成透明瓷堆塑的牙冠应比实际牙冠大 15%～20%。

7. 接触区追加　从模型上小心取下已塑瓷的冠、桥，在邻面接触区追加牙本质瓷、切端瓷或透明瓷。

8. 烧结　第一次烧结前，对烤瓷桥及联冠，应在牙与牙之间切开。先将烤瓷冠桥置于烧结盘上，利用烤瓷炉的热辐射，对堆塑瓷体进行烘干、预热。然后按产品要求，选择正确的程序进行烧结，应选择真空烧结方式，以尽量排出瓷粉中残存的空气。烧结好的烤瓷冠、桥不能骤冷，否则会影响烤瓷牙的力学性能和美学性能。第一次烧结后，牙冠及桥体的表面应光滑，无凸起或裂纹。冠组织面干净、无污染。

9. 补瓷　烧结后的烤瓷冠、桥已具初步的瓷体外形，但还不能达到最终瓷体外形的要求，常需再次的瓷层修改与添加。

（1）对烧结后的烤瓷冠、桥进行修整，检查其边缘适合性、邻接点及在𬌗架上的咬合关系。对结构和色彩层次上不满意的部分，进行适当调磨。

（2）使用蒸汽或超声波清洗机清洗已调磨的烤瓷冠、桥，在清洁的瓷面上堆塑新的瓷粉。二次堆塑瓷粉时，应确认应用何种瓷粉、补何处、用何种方式、补到何种程度。

（3）补瓷时应当注意：①加牙龈色时，不能将邻接沟填满，各处牙龈厚度应尽量均匀；②牙颈部、桥体龈端应选择添加体瓷；③露金属时，遮色瓷与其他瓷粉分层添加，一起烧结。

（4）选择合适烧结程序进行二次烧结。一般二次烧结温度应比第一次烧结温度低10°左右。

10. 填写流程卡并签名。

（八）瓷体外形修整

1. 对二次烧结后的烤瓷冠进行检查　检查内容包括：

（1）模型编号、模型盒号与设计单、流程卡是否相符。

（2）修复牙位、修复种类、数量与设计单要求是否相符。

（3）模型有无损伤、断失，对颌模型、附件是否齐全。

（4）瓷体有无裂缝、气泡，表面是否光滑。

（5）瓷体是否堆瓷不足，是否太薄（小于1.0mm厚度），并应查看指示单有无特殊要求。

2. 烤瓷冠、桥体边缘适合性的检查及调整　将烤瓷冠桥在模型上就位，观察其边缘与代型颈缘的适合性。如果不贴合，应在烤瓷冠组织面涂上检查剂（如印泥），将烤瓷冠在代型上就位，以确定阻碍点的位置并进行消除。每次应少量调磨，反复多次直至冠及桥体的边缘与代型颈缘相密合。就位冠桥时，注意不能用力过大。调磨结束后，烤瓷冠桥应无阻碍就位，且就位后稳定、不翘动。

3. 邻接面的检查与调磨　使用一层咬合纸（厚约0.002mm）对烤瓷牙与邻牙间的邻接关系进行检验。先进行一侧试戴，以咬合纸能紧紧抽出且不破为标准，不能两边同时试戴。除了参考咬合纸的诊断结果外，还要观察与邻牙接触面是否密合，接触位置、形态是否正确。邻牙倒凹处可不接触。

4. 𬌗面的检查与调磨　𬌗面调磨包括牙尖交错𬌗、前伸𬌗、侧向𬌗的调整。

（1）牙尖交错𬌗的检查与调磨：将模型上𬌗架（半可调或是全可调𬌗架），观察切导针与切导盘是否密合。如果𬌗架不能正常闭合，使用2层咬合纸垫于义齿与对𬌗牙之间，检查咬合高点并进行磨除。如果在咬合状态下，2层咬合纸能轻松抽出，提示义齿与对𬌗牙之间无咬合，需要对烤瓷冠或桥体进行补瓷，恢复正常的𬌗接触。前牙烤瓷冠舌侧可制作舌隆凸外形，在舌侧可留出一定间隙，以避免前伸时撞击崩瓷。

（2）侧向𬌗的检查与调磨：在𬌗架上模拟下颌侧向运动，用2层咬合纸垫于义齿与对颌牙之间，检查咬合高点并磨除，保证侧向运动无咬合干扰。检查时应注意侧向运动的引导形式，是由尖牙引导还是组牙引导，以此判断烤瓷冠或桥体𬌗面形态是否合理。

（3）前伸𬌗的检查与调磨：在𬌗架上模拟下颌前伸运动，检查前牙烤瓷冠的前伸𬌗是否正确。使用2层咬合纸检查前伸过程中，后牙是否存在咬合干扰并予以磨除，并用手指感觉下颌在前伸过程中，对前牙冲击力的大小，以判断切导是否正确。

（4）咬合检查时须仔细观察实际模型，操作动作应轻柔，以免造成义齿或模型破坏。

5. 形态修整　将义齿就位于模型上，观察与邻牙近远中边缘嵴间是否出现台阶并判断是否调磨。此外，还应检查对颌牙及邻牙有无损伤，义齿咬合关系是否正确。形态修整的要点如下：

（1）确定牙弓中线：根据口腔解剖标志确定中线位置。

（2）确定牙面弧度：参照牙弓中天然牙列的弧度及生理曲线，检查烤瓷冠、桥的曲面形态，观察义齿牙面弧度与周围牙列是否协调并符合生理要求，否则需进行磨改。

（3）确定义齿长度：以烤瓷桥中的最长基牙、对𬌗牙、对侧同名牙及邻牙为参照，检查烤瓷冠、桥的长度是否正确。前牙的长度规律为：尖牙最长，中切牙次之，侧切牙最短。后牙的高度应根据咬合高度来确定。对美学修复的多个前牙的长度，还应参考正常牙齿的平均长度及医师的特殊要求。

（4）确定义齿宽度：使用分割砂片分出烤瓷桥中各个牙齿的宽度、比例及位置。牙齿分割后，各自的形态要自然；切痕不能过深，避免损伤到底层或金属；义齿颊、舌侧外展隙应分开，形成正确的邻面外形。

（5）前牙表面纹路的刻画：参照邻牙、同名牙修出义齿的颊、舌面外形纹路，包括横纹、竖纹。修整前牙时，应先在唇面修饰出发育沟，制作出发育叶的基本形态。有条件的，舌侧应修出舌窝及舌侧边缘嵴外形。

（6）后牙𬌗面发育沟雕刻：根据不同牙位的解剖形态用细裂钻进行雕刻。咬合面的尖、窝、沟、嵴都要清楚雕刻，发育沟应明显而圆顺。雕刻时切忌用力过猛，遵循少量多次的原则。

（7）边缘修整：用细金刚砂车针对烤瓷冠的边缘进行修整。操作动作要轻柔，以免边缘瓷裂或崩瓷。颈部边缘要圆滑、自然协调（与对侧同名牙对称，与邻牙协调）。边缘不能薄于1.0mm，且不能损伤金属基底层。金属带要平顺、自然，且有一定的强度。

（8）填写流程卡并签名。

（九）染色、上釉

1. 对完成外形修整的烤瓷冠、桥进行检查　检查内容包括：

（1）模型编号、模型盒号与设计单是否相符。

（2）修复牙位、修复种类、数量与设计单要求是否相符。

（3）模型有无损伤、断失，对颌模型、附件是否齐全。

（4）蒸汽清洗机清洗后，检查瓷体表面有无黑点、白点、色线、白雾状、气泡。

2. 染色与上釉　视瓷粉的性能不同，有自身上釉和釉粉上釉两种形式。

（1）选择自身上釉时，应按照产品的要求进行升温和温度维持，以达到满意的表面光泽度。

（2）釉粉上釉常配合染色同时进行，适合需要大面积染色的烤瓷修复体。需按产品的要求进行染料调拌和烧结。上染色剂应均匀且有层次，一般应先染色，再上釉。

（3）对牙齿𬌗面进行染色时，应对色彩学的混色原理充分了解，正确调配所需的颜色。使用湿润的毛笔将颜色涂布在牙冠上。染色时应遵循主沟深、副沟浅的原则，先将发育沟三个窝点染色，再将副沟染色少许，其余部位刷少许釉液即可。

3. 最终抛光与修复体完成　无需染色上釉的修复体，可对修复体表面进行抛光。用绿磨石、橡皮轮等工具粗抛光，再用白橡皮轮把调磨过的地方抛亮，再用绒布轮配合抛光膏对其表面进行精细抛光。

（十）包装

定制式修复体的包装应清洁，防碰撞。包装上应印刷有企业名称、地址、生产许可证号、产品注册号、联系方式等真实信息。随附文件包括使用说明书、检验合格证、品质保证卡等。

二、可摘局部义齿的生产流程关键点操作规范

（一）工作模型检查

以整体铸造支架式可摘局部义齿的制作为例,工作模型的检查内容包括:

1. 模型有无损伤,附件是否齐全。

2. 模型编号、流程卡、设计单是否一致。

3. 检查医师在设计单上的设计图,判断设计是否合理,有无难以理解的设计类型。

（二）模型设计

1. 检查模型高度　模型基牙到底座不足 10～15mm 时用石膏补足,并用石膏模型修整机把模型周边磨光滑。

2. 确定就位道　将模型固定在观测仪上,根据牙列缺损类型,调整观测台的倾斜角度,用观测仪画出观测线。在牙齿的倒凹区内涂布保护漆以免在后续测量中对基牙造成损坏。

3. 在模型上画设计图　根据医师的设计,使用铅笔描绘出支架形状,并用雕刻刀刻出边缘线。使用倒凹测量仪测出倒凹的深度。根据使用金属的种类,计算出卡环的长度,以确保卡环所产生的固位力适度。使用铅笔将卡环的结构描画在基牙上。建议使用不同颜色的铅笔进行描画,以利于对卡环不同结构的区分。

4. 填补倒凹并缓冲模型　卡环设计并描记完成后,用蜡填补倒凹。在缺牙区网状连接体的位置铺 0.5mm 厚的蜡进行缓冲。在下颌舌杆的相应位置,根据活动义齿的支持类型,对舌杆与牙槽嵴相接触的部位进行缓冲。牙龈乳头处也应当使用蜡进行缓冲。

（三）复制耐火模型

常用琼脂复制模型获取阴模,用耐火材料灌制获得耐火模型。

1. 浸泡模型　将模型放入 35℃水中,浸泡 15～20 分钟,以减少模型中空气对琼脂的影响。

2. 选择复模盒　选择大小合适的复模盒(可用型盒代替),将浸泡后的模型放入复模盒内。模型应位于复模盒的中央,不能紧靠复模盒内壁。为保证琼脂强度,琼脂最薄处应不少于 2cm。

3. 注入琼脂　将温度为 50℃左右的热琼脂注入复模盒内。注意在注入琼脂前,应测量琼脂的温度,以保证其复制的准确性。

4. 冷却琼脂　自然冷却或使用循环水冷却。

5. 灌制耐火模型　待琼脂冷却后取出模型,真空调拌磷酸盐耐火材料,注入印模腔内,磷酸盐粉液比例应按材料说明书严格执行。待磷酸盐完全固化后将耐火模型取出。

6. 耐火模型表面处理　先将耐火模型干燥处理,然后再采用浸蜡、涂强化剂、漆浴或树脂喷镀等方法增加耐火模型表面的光滑度和强度。

（四）支架蜡型设计

1. 检查耐火模型是否有缺陷,对照工作模型,将耐火模型清理干净。

2. 将石膏模型设计图复制在耐火模型上,设计时须考虑支架的功能、固位及美观。

（五）制作支架蜡型

根据设计图用成品蜡铺设支托、卡环、连接体、网状结构蜡型。应选择、裁剪适合大小和长度的成品蜡型。蜡型制作时应注意:

1. 前牙固位钉要根据排牙位置确定，且须参照咬合不能过于内收。网状结构不能压迫软组织。金 - 塑交界线应顺着牙弓的形态设计，符合牙弓的自然弧度。内外终止线应错位设计，并分别约呈 90°。

2. 设计邻间钩时，应位于倒凹下 0.3～0.5mm。钩要垂直于牙长轴且不宜过长。

3. 余留牙、牙槽嵴条件差时，应采取措施减少支持组织受力。

4. 蜡型铺设结束后，用小蜡刀将不同部位蜡的衔接处边缘封闭。卡环、支托须与基牙密贴，无翘起现象。根据设计图确定基托伸展范围，腭板后缘线应有良好的边缘封闭。

5. 支架蜡型的厚度应满足固位及金属强度的要求，并兼顾舒适性。

6. 使用酒精喷灯对蜡型表面进行抛光，检查抛光后的形态是否正确。

（六）包埋

1. 安插铸道 一般选择直径约 3.5mm、长约 5～10mm 的铸道蜡条。上颌可将大连接体平均分成 3～4 份，分别安插 3～4 根铸道，下颌可安插 2～3 根铸道。铸道与支架蜡型的连接处应形成圆钝的扇形，避免形成锐角。铸道的长度应保证熔模位于铸圈上 2/5 部位，以避开热中心。安插铸道时，注意蜡的温度，避免蜡滴在熔模其他部位，造成蜡型外形改变。

2. 铸圈的选择 铸圈不要太高，能保证完成铸造即可。过高的铸圈和过长的铸道不仅会造成材料及能源的浪费，还会使铸造时金属的冷却速度过快，造成铸造不全。铸圈选择的标准为：熔模距铸圈的上端约 7～8mm，熔模距铸圈内壁大于 10mm 的距离且较均匀一致。

3. 安插型孔座 在安插完铸道后，将铸道固定在型孔座上，型孔座应放置在熔模正上方。

4. 包埋 包埋前，应使用表面张力消除剂，以减少蜡的表面张力，有利于包埋材料黏附。根据所用金属选择合适的包埋材料，按照规定比例称量包埋粉液。真空搅拌机搅拌后，先用毛笔蘸取少量包埋材料，涂抹在蜡型上，再把包埋圈至于振荡器上，将剩余的包埋材料倒入包埋圈中，包埋完成后须检查有无孔洞并做修补。

（七）烘烤、焙烧与铸造

1. 烘烤与焙烧 按照包埋材料的说明书设置升温速率及烧结温度。先进行低温烘烤去蜡，将已去除型孔座的铸圈、铸道口向下放入低温电炉中，以利于蜡熔化外流。缓慢升温到 300℃，将铸圈铸道口向上放置，以利于蜡型的挥发。结束烘烤过程后，将铸圈放入高温电炉中焙烧，在高温电炉中，缓慢升温至 900℃，维持大约 1 小时，使包埋料烧结成一个整体，完成包埋料的热膨胀。

2. 铸造 根据铸造的金属类型以及用量，调整好铸造机的平衡。将清洁的坩埚与铸圈一起进行预热。按照计算出的金属用量称量金属，不要将旧金属与未使用过的金属混合使用。用高频离心铸造机铸造后，将铸圈先放在隔热的底座上，在空气中自然冷却。

3. 开启铸圈 不要使用锤子大力敲打铸圈，以免造成铸件的损伤和变形，用小锤敲打的动作要轻柔，少量多次去掉铸件周围的包埋材料。比较复杂或是精细结构中的包埋材料可以使用石膏剪或是小的雕刀去除。在操作时，操作人员应注意对自身进行防护，佩戴口罩、护目镜和手套，减少粉尘对人体的伤害。如有条件，整个开启过程应放置于封闭、隔离的环境中进行。

4. 喷砂 使用喷砂机喷除残余包埋料。注意喷砂材料和压力的选择，尽量选用细粒度的喷砂材料在低压力下进行喷砂，以免对铸件造成过大伤害。喷砂过程中，应随时对铸件表面进行检查，避免铸件损伤。

（八）支架的打磨抛光

1. 粗磨　用高速切割机切除铸道并进行粗磨，修整金属基托的大致形态。在打磨过程中应注意磨具大小和粒度的适合性，打磨卡环及𬌗支托时，应使用细粒度车针，切不可追求速度。使用粗糙的车针进行加工，会造成卡环和支托的缺损或破坏。金属基托上细小的金属瘤及铸造产生的锐边均应去除，使基托表面平滑。

2. 就位　将支架在原始工作模型或打印的模型上就位，检查与模型的适合性，调磨阻挡就位的支架部位。将模型上𬌗架，观察在模拟下颌运动中，卡环及支托是否会对咬合运动造成不良影响，检查时动作要轻柔，以免损伤模型。

3. 电解　打磨完毕后，用喷砂、电解等方式对金属基托表面进行抛光，增加金属基托表面的光滑度。

4. 抛光　用常规抛光器材进行抛光。抛光结束后应检查：①金属部件所有部位均应光滑无粗糙；②金属支架可在模型上正确就位，且无明显阻力；③在𬌗架上检查无咬合干扰。

（九）排牙及制作基托蜡型

1. 描记基托范围　在工作模型上，用铅笔描记义齿树脂基托的伸展范围。

2. 排牙　按设计单要求，选择与患者天然牙的颜色和形态相符的人工牙。如在制作金属支架之前已进行预排牙，可将预排牙时使用的人工牙排列回原位（可预制排牙复位记录）。排牙时，应参照邻牙及周围牙列的情况，合理分布牙齿的大小和形态。排列紧邻卡环和支托的人工牙时，在调磨出足够的避让金属部件空间的前提下，尽量不破坏牙齿的唇面和𬌗面形态。

3. 基托蜡型的制作　将烤软的红蜡片覆盖在模型上，根据基托的伸展范围修整边缘。将金属支架预加热，然后就位在模型上。支架预加热的温度应保持能够顺利压入蜡片，而又不引起蜡片融化为准。观察金属支架是否完全就位，如未就位，将支架连同蜡片一起取下，在酒精灯上加热软化，再就位于模型上。将金属支架和蜡基托一同取下，检查蜡对金属支架的包裹是否完全，蜡内部有无气泡，确认后即可进行排牙。

4. 咬合调整　在𬌗架上进行咬合调整。此阶段如有咬合障碍，建议先轻微调整牙齿的位置，尽量不调磨人工牙。

5. 基托外形修整　在咬合调整完成后，对蜡基托进行塑形。在基托的颊舌侧模拟牙龈、牙根外形，复制出天然牙的龈缘及牙根形态，以增加义齿的美观舒适度。基托磨光面的外形应形成凹斜面，以利于唇、颊、舌肌运动，增强义齿固位。

（十）装盒、充胶和热处理

在蜡基托变为塑料基托前，应使用硅橡胶或其他材料制作活动义齿唇侧咬合印记。装盒、充胶的操作要点如下：

1. 型盒的选择　根据模型大小选择合适的型盒，型盒内壁到蜡义齿的距离应不小于5mm，人工牙𬌗面距上层型盒顶盖距离不小于10mm。可将模型进行适当修整，以便调整模型在型盒中的位置。

2. 装盒　装盒前，在模型底部涂布石膏分离剂，下层型盒内表面涂抹凡士林，便于开盒时模型与包埋石膏、型盒与石膏分离。根据义齿情况选择正装法、反装法、混装法装盒。混装法适用于大多数可摘局部义齿的装盒。混装法的装盒方法为：①装下层型盒，将真空调拌的石膏注入下层型盒，将模型放入型盒中，调整模型在型盒中的位置，使基托边缘比下层型盒上缘低 2～3mm。用石膏包埋固位体，石膏要有一定的厚度且无倒凹，尽量暴露基托蜡型。用湿润的毛笔清洁石膏表面，使其光滑无锐利的棱角。待石膏硬固后，在石膏表面涂布石膏分离剂。②装上层型盒，用毛笔蘸取少量石膏，涂抹在下层型盒中的蜡义齿表面，注意不要产生气泡。装入上层型盒，灌入石膏至灌满上层型盒，盖紧型盒盖，将型盒置于压榨器上轻轻压紧。

3. 去蜡　将型盒置于热水中浸泡，待蜡型软化后垂直分开型盒，去除软化的基托蜡，注意避免造成金属基托及固位体的移位。尽量将基托蜡去尽后以沸水冲净型腔内残留蜡质，修去上下型盒内的石膏锐边，用气枪吹净型腔内的石膏碎屑和水分。在型腔中涂布分离剂，注意不要将分离剂涂抹在人工牙及金属支架与树脂结合的部位。

4. 充胶　将面团期的树脂充填入型腔内，在上下层型盒之间隔以湿的玻璃纸，闭合上下层型盒，置于压榨器上进行试压。分离上下层型盒，揭去玻璃纸，去除多余的树脂或用树脂填补不足。重复以上操作，直至上下型盒完全密合。确认无误后，去除玻璃纸，在上下层型盒的树脂表面涂布单体，加压闭合上下层型盒。

5. 热处理　按照树脂材料的要求进行热处理，常用水浴法，一般采用在 65～74℃水槽中恒温 0.5～1 小时，然后再升温至 100℃，维持 0.5 小时。

6. 开盒　待聚合完成后的型盒自然冷却后开盒。开盒时可使用气凿、石膏剪、牙科手锯及雕刻刀等进行细致的分离，动作要轻柔，切不可使用锤子进行猛烈的敲击，以防损坏义齿。

（十一）打磨及抛光

1. 检查　去除义齿上附着的石膏，检查塑料基托有无聚合缺陷，并使用唇侧咬合印记检查，以验证充胶过程是否有误差。

2. 粗磨　在流水状态下，使用软毛刷去除义齿表面的残余碎屑。使用钨钢车针去除塑料基托的菲边，并对基托的大体形态进行修整。

3. 就位　初修完成后，将义齿就位在模型上，检查义齿的就位情况。在𬌗架上检查义齿的咬合关系，并进行适当调磨。

4. 细磨及抛光　用砂纸轮或硅橡胶车针对树脂进行精细打磨。用毛刷轮和抛光糊剂对基托进行抛光。用软布轮或绒布轮配合氧化锌抛光膏对义齿进行上光。操作中应注意保护已完成抛光的金属支架，以免损伤。

三、全口义齿的生产流程关键点操作规范

（一）模型检查

检查内容包括：

1. 模型编号、流程卡、设计单是否一致，查看出件时间、医师有无特殊要求等。

2. 模型是否清晰完整地反映了无牙颌患者口内软硬组织的情况，如牙槽嵴的软硬组织、口腔前庭、颤动线、翼上颌切迹、磨牙后垫及舌侧翼缘区。

3. 模型是否有断裂或损伤，若有须记录并注明。

4. 有无附件，记录并注明。

（二）制作个别托盘

1．描记边缘线　根据诊断模型描记全口义齿基托边缘线，以此确定个别托盘边缘，一般较全口义齿基托边缘短约 2mm，上颌后缘应盖过颤动线，下颌后缘盖过磨牙后垫。

2．缓冲模型　用蜡填补模型上的倒凹，铺设基托蜡或薄蜡片以预留印模材料空间，分散形成支持点，铺设范围较个别托盘边缘短 2mm。湿润模型，涂树脂分离剂。

3．制作托盘　将面团期自凝树脂碾成厚约 2mm 的均匀薄片，在模型上按压成个别托盘，待树脂硬固后，取下个别托盘进行打磨修整。修整完成后的个别托盘表面应光滑、平顺，边缘圆钝。可以借助设计软件用数字化的方式完成个别托盘的设计，3D 打印制作的个性化托盘可以为印模材料预留更加均匀的空间。

（三）翻制并修整工作模型

用石膏模型修整机修整工作模型，修整完成后的模型底部应与牙槽嵴顶平行且有足够的厚度，模型最薄处不少于 10mm，前庭沟深度不超过 3mm，唇颊侧模型边缘宽约为 3～5mm，翼上颌切迹及腭小凹的远中模型宽约 5mm，磨牙后垫自其前缘起不少于 10mm。对模型后堤区刻画，在颤动线处做深 1～1.5mm 的切迹，并向前延伸约 5mm，深度逐渐减小至与黏膜移行，上颌中线区延伸 2mm 左右宽度。

（四）制作𬌗托

1．形成蜡基托　在模型上涂布分离剂，将基托蜡片烤软后压于模型表面，形成蜡基托。

2．制作𬌗堤　根据模型上牙槽嵴的形态，制作𬌗托。下颌𬌗托应延伸至磨牙后垫处，高度应位于磨牙后垫的 1/2 处，𬌗平面应与模型的底面平行。上颌𬌗托应终止于相当于上颌第二磨牙处，𬌗堤前牙区宽约 6mm，后牙区宽 8～10mm。将上下𬌗堤交临床医师进行颌位记录，确定患者𬌗堤唇侧丰满度、𬌗平面、垂直及水平颌位关系、髁道斜度及切道斜度，并在𬌗堤唇面标记唇高线、唇低线、口角线、中线等标志线。

（五）上𬌗架

根据颌位关系记录及医师是否用面弓转移来选择𬌗架类型，选用平均值𬌗架、半可调节式或全可调式𬌗架。

（六）排牙

人工牙的排列应遵循排牙基本原则，前牙主要考虑美观及发音功能，后牙重视咀嚼功能。

1．人工牙的选择　根据患者的外形特征、口内状况及医患的特殊要求，选择相应的人工牙进行排牙。前牙的大小可参考口角线间的距离来确定，通常上颌前牙近远中总长度相当于口角线间的距离。前牙的形态和颜色可参照患者的面型、性别、肤色等选择。后牙的选择主要考虑咀嚼功能，选择与牙槽嵴状况相适应的后牙𬌗面形态，后牙的大小可参照尖牙远中面到磨牙后垫前缘的距离来确定。

2．前牙的排列　前牙的排列可参照旧义齿排列，也可根据患者和医师的要求进行个性化排牙。前牙排列的原则为：①上颌中切牙的近中面应与𬌗堤中线一致，正常情况下也应与面部中线一致。②上颌前牙切缘位于上唇下缘 1～2mm，𬌗平面与瞳孔连线平行。③上颌中切牙唇面距切牙乳突中点 8～10mm。④前牙排列的弧形应与颌弓形状一致。⑤通常前牙应排列成浅覆𬌗和浅覆盖（约 1mm）。上颌前突时，可适当加大上下颌前牙间的覆𬌗和覆盖关系；下颌前突时，轻者可适当减小覆盖，中度者可排成对刃𬌗，严重者应排成反𬌗。

3．后牙的排列　后牙排列的原则为：①人工牙的功能尖，即上颌后牙的舌尖、下颌后牙的颊尖应尽可能排在牙槽嵴顶上。②𬌗平面应平分颌间距离，即人工牙𬌗平面至上、下牙槽嵴顶的距离大致相等。③𬌗力应集中在颌弓后段中份，相当于第二前磨牙和第一磨牙区，此区承受𬌗力能力最强。④应参照上下颌弓的位置关系排牙。上下颌弓关系正常时，按中性𬌗排牙，即上颌尖牙牙尖咬在下颌尖牙与第一前磨牙之间的颊面，上颌第一磨牙近中颊尖正对下颌第一磨牙颊沟，使上下颌人工牙𬌗面达到最大面积的接触。下颌弓宽于上颌弓时，轻者可将下后牙稍排向舌侧或上颌后牙稍排向颊侧，重者则将上下左右后牙交换位置排列成反𬌗。上颌弓宽于下颌弓时，轻者可将上颌后牙稍排向舌侧或下颌后牙稍排向颊侧，重者则应先将下颌后牙排列在牙槽嵴顶上，然后按中性𬌗关系排列上颌后牙，再在上颌后牙颊侧排列人工牙形成双重牙列以恢复颊面丰满度。⑤应具有全口义齿𬌗平衡，包括正中𬌗平衡、前伸𬌗平衡和侧方𬌗平衡。牙尖交错𬌗时，全口义齿的人工后牙应达到最大面积的接触。前伸𬌗时，全口义齿的前后人工牙均应保持接触，才能保证义齿的稳定，要求人工后牙的排列应形成适当的纵𬌗曲线，且与切导斜度和髁导斜度相适应。侧方𬌗时，全口义齿的双侧后牙均应保持接触，即工作侧上颌后牙颊舌尖与下颌后牙颊舌尖（同名牙尖）呈尖对尖接触，平衡侧上颌后牙舌尖与下颌后牙的颊尖（异名牙尖）接触，要求人工后牙的排列应形成适当的横𬌗曲线。

（七）形成基托磨光面外形

1. 形成龈缘线和牙根外形　根据患者的实际情况及医师的要求，制作龈缘线及龈乳头形态。在唇颊侧基托模拟天然牙根的形态，上颌尖牙处应该加大突度，为便于清洁，颊侧的牙根形态不必过于丰满。

2. 形成后牙颊、舌侧固位形　在上下颌后牙基托颊侧、舌腭侧形成凹面，以利于颊、舌活动时义齿的固位与稳定。上颌前牙区腭侧从牙颈部至腭的牙槽区之间可形成 S 形隆起。可模拟形成腭皱，以利发音和摄取食物。

3. 形成基托边缘　全口义齿基托边缘的伸展范围以设计范围及试戴后调整的范围为准，不要随意延长或缩短。通常，唇颊侧边缘位于前庭沟黏膜转折处，下颌舌侧到达口底黏膜转折处，避让系带，不压迫口底，上颌后缘位于翼上颌切迹和腭小凹后 2mm，下颌后缘盖过磨牙后垫 1/2～2/3。全口义齿基托边缘厚 2.5～3mm，呈圆弧形。

（八）试戴蜡义齿

将完成排牙和基托蜡型的全口义齿交临床医师在患者口内试戴，技师根据试戴记录调改，直至达到临床医师的要求。

（九）装盒、去蜡、充胶及热处理

1. 检查清洁蜡义齿，用蜡封闭基托边缘。

2. 装盒　方法及要求同可摘局部义齿的装盒，多采用反装法。为防止充胶时产生菲边致咬合增高，可设置排溢道（试压时树脂排出的通道），方法有 2 种：一是包埋下层型盒后，在下层型盒内距蜡义齿基托边缘约 5mm 处，用直径 4～5mm 的蜡条固定在周围，包埋去蜡后即可形成排溢道；二是去蜡后，在上层型盒石膏面用磨具磨出直径约 4～5mm 的排溢道。

3. 去蜡、充胶及热处理　方法及要求同可摘局部义齿。

4. 数字化的制作中，导入设计数据利用排版软件排版，选择适配 CAM 设备材料，根据待加工件的规格颜色选定合适规格和颜色的树脂材料，分别切削基托和人工牙，也可以通过整体切削的方式获得，但可用颜色少，层次单一，美观效果难以满足临床需求。

（十）开盒、打磨、抛光

1．开盒　可使用石膏剪、气凿等工具分离包埋石膏与模型，轻柔地取出义齿。

2．打磨　分粗磨和细磨。粗磨时，选用钨钢车针去除基托上的菲边，修整基托边缘形态，用球形金刚砂车针或小球钻磨除义齿唇、颊、舌、腭及组织面的石膏或树脂瘤。细磨时，使用硅橡胶车针等细粒度磨具磨除粗磨时的打磨痕迹，并用砂纸卷轻磨基托表面，去净打磨纹路。

3．选磨　全口义齿装盒、充胶等工序操作有误时，会使义齿咬合关系受到影响，需要选磨调整。将义齿就位于模型上并重新上𬌗架，在𬌗架上检查并调磨咬合。选磨的方法和步骤为：

（1）选磨正中𬌗的早接触：早接触出现在支持尖（上舌尖和下颊尖）和其相对的中央窝和近远中边缘嵴之间。由于支持尖有维持义齿高度的作用，并且在侧方运动中，支持尖与对颌支持尖和非支持尖都有接触关系，因此选磨正中𬌗的早接触点时，主要选磨与早接触支持尖相对应的近远中边缘嵴和中央窝。具体方法是：将红色咬合纸置于上、下牙列𬌗面之间，在𬌗架上做开、闭运动，观察𬌗架切导针是否接触，切导针未接触的部位𬌗面有早接触点，选磨相应的边缘嵴和中央窝，反复几次直到切导针接触，后牙有广泛均匀的接触。

（2）选磨侧方𬌗的干扰：擦净𬌗面上的红色咬合印迹，放置蓝色咬合纸于下牙列上，在𬌗架上做侧方运动。选磨原则：选磨少数有蓝印的非支持尖上的干扰点，每次只选磨单颌，换咬合纸检查，反复选磨，直到所有非支持尖都有接触点为止。另外，侧方选磨时要特别注意因上、下颌尖牙的干扰而妨碍侧方运动进行的情形，此时选磨部位为下颌尖牙的唇斜面或上颌尖牙的舌斜面，通常以选磨下颌尖牙为主，选磨上颌尖牙时不可选磨过多而使上颌尖牙短于上颌切牙。

（3）选磨前伸𬌗的干扰：将咬合纸置于上、下颌前牙间，在𬌗架上做前伸运动。前牙接触而后牙不接触时，选磨下颌前牙唇斜面，在不影响美观的前提下，上颌前牙舌侧面也可选磨，一直选磨到至少两侧第二磨牙都有接触为止。如前牙做前伸运动时，后牙接触而前牙不接触时，可根据咬合印迹，选磨上颌牙尖的远中斜面或下颌牙尖的近中斜面，直到前后牙至少达到"三点接触"，不必强求达到完全接触的前伸𬌗平衡。

（4）修整：选磨后常使𬌗面的牙尖变低、窝沟变浅，应重新加深沟窝，加深食物排溢道，以增加咀嚼效能和美观，同时还可以减小牙槽嵴的负荷。

4．抛光　用毛刷轮和抛光糊剂对基托进行抛光，用软布轮或绒布轮配合氧化锌抛光膏对义齿进行上光。对义齿组织面，不要抛光过度，以免影响固位。

（十一）成品检验

对抛光结束的义齿进行检查，检查其边缘及整体形态是否正确；颊、舌系带处的缓冲是否到位；基托内部是否有气泡或裂痕；牙龈与牙根的形态是否自然，与邻牙是否协调等。

四、口腔正畸矫治器及保持器的生产流程关键点操作规范

（一）模型检查

检查内容包括：

1．模型编号、流程卡、设计单是否一致，查看出件时间、医师有无特殊要求等。

2．模型有无损伤，附件是否齐全，若有须记录并注明。

3．检查医师在设计单上的设计图，判断设计是否合理，有无难以理解的设计类型。

（二）矫治器的设计

根据医师的设计，使用铅笔描绘出矫治器弯制部分形状、位置，绘制基托外形线，要求基托抛物线后缘轮廓线位于最后一颗固位基牙的远中部，抛物线的顶端位于两侧第二前磨牙近中面的连线处，尽可能多地暴露腭盖以减少异物感。

（三）矫治器固位部分的弯制

1. 箭头卡环的弯制

（1）在模型基牙的颊面近、远中龈 1/3 与中 1/3 交界处以下邻间隙龈乳头区沿牙面刻去 0.5mm。

（2）取 0.8mm 的不锈钢丝一段，用在钢丝中部，基牙颊面形成卡环的桥部，长度约短于近远中颊面角间距离，将卡环桥部处于基牙颊面龈 1/3 至中 1/3 交界处，桥部应与牙列颊侧平行，与颊面保持 1.0mm 距离，测量体部到龈缘的高度，在钢丝上用红铅笔做两个标记，将钢丝标在做标记处反向上后形成两个箭头，将箭头转向牙冠近远中面邻间隙方向，箭头与牙长轴成 45°，并紧贴于颊面近远中轴角区的牙面上，起固位作用。桥部应与基牙殆平面平行，高度约为殆 1/3 与中 1/3 的位置，距基牙的颊面约 1mm。

（3）用尖嘴钳将近、远中两末端钢丝沿基牙的近远中殆外展隙至舌外展隙延伸到舌侧组织面，形成连接体。

2. 单臂卡环

（1）用雕刀在模型基牙上修整颊侧颈缘线。取一段 0.8mm（或 0.9mm）的不锈钢丝，将其两端磨圆钝，用鹰嘴钳将钢丝从牙齿颊侧近远中邻间隙开始沿着颈缘线向近远中弯曲，形成与牙颈部贴合的卡环臂。

（2）用尖嘴钳将钢丝在邻间隙处弯向颊外展隙，沿着颊外展隙、舌外展隙到舌侧组织面。最后用三头钳将钢丝末端弯成圆圈（或波浪形）形成距组织面约 0.5mm 的连接体。

3. 邻间沟

（1）在石膏模型上，用雕刀在放置邻间钩的两颗邻牙间的龈乳突上缘尖端处，向牙齿邻接点下方刻去 0.5mm。

（2）取 0.9mm 的不锈钢丝，将其一端背部磨成光滑圆面，用尖嘴钳将钢丝弯成直角状的钩，长约 0.5～1.0mm，置入邻间隙近龈端，钩背部与龈乳头接触。钢丝另一端，沿着两牙的颊外展隙、殆外展隙、舌外展隙至舌侧组织面，形成连接体。

4. 双曲唇弓　取一段直径为 0.8～0.9mm 的不诱钢丝，首先弯制双曲唇弓中部，与牙弓弧形相似弧线，弓丝位于前牙切 1/3 与中 1/3 交界处，然后于两尖牙近 1/3 处将钢丝向龈端弯成 U 形曲，其宽度约为尖牙近远中宽度的 2/3，U 形曲的底部应离开前庭黏膜转折处至少 4～5mm 以上，双曲应离开组织面 1mm 以上，其末端从尖牙与第一前磨牙之间跨过殆面进入舌侧，连接体形成比较规则波浪形以利于在基托内固位。

（四）矫治器加力部分的弯制

1. 双曲舌簧　取一段直径为 0.5mm 的不锈钢丝将其两端磨圆钝，从被矫治牙舌侧近中（或远中）邻面边缘嵴开始，沿龈缘弯向远中（或近中），其宽度约窄于舌侧颈部近远中宽度 1mm，用梯形钳平行向近中（或远中）转折钢丝形成第一曲，然后用梯形钳平行于第一曲长度 3/4 处远中（或近中）转折钢丝形成第二曲，向远中行至与第一曲宽度的 1/2 时用梯形钳夹住双曲，使两个曲位于同一平面，用另一手向下压钢丝，使其与弹簧平面成直角，而弹簧平面与牙体长轴垂直,连接体应离开组织面0.5mm,并且与组织面的形态一致,其末端弯成小圆圈,将连接体的2/3包埋在基托内。

2.双曲纵簧 取一段直径为0.5mm的不锈钢丝,弯成两个纵形曲。两曲应形成弹簧平面,在两曲的转折处均形成圆钝角连接体末端形成小圈,以利于在基托内固位。纵簧的双曲应放置于被矫治牙的舌侧,双曲的游离部分则放置于被矫治牙的近中或远中邻面的颈部。

3.双曲唇弓 作用型双曲唇弓的具体制作方法与固位型双曲唇弓的制作方法一样,具有矫治作用的双曲唇弓的钢丝要细一些,一般选择直径为0.7mm的不锈钢丝。

4.分裂簧 取一段直径为1.0~1.2mm的不锈钢丝弯制成U形或菱形簧,该簧应离开组织面3~4mm,以使在矫治过程中有调改及缓冲的余地。分裂簧的连接体部分应弯制比较规则的波浪形以利于分裂簧的连接体能较好地固定在分裂基托内。

5.圈簧 用梯形钳将直径0.5mm的不锈钢丝放置于被矫治牙唇侧外展隙处,然后从骀外展隙进入舌侧,沿被矫治牙近中(远中)邻面呈弧形走向龈端,并在该牙远中(近中)舌侧牙龈下方作一反向的圆圈后,再弯制与舌侧黏膜一致的连接体部分,连接体部分必须离开组织面0.5mm,其末端弯制小圈以利于固位。

(五)塑料基托成形(撒滴法)

1.确定基托范围 在模型上依据矫治器的作用、要求,确定将来矫治器的基托、屏、盾的大概范围,使用红色铅笔画出精确部位。

2.浸泡模型 将模型放入35℃水中,充分浸泡15~20分钟。

3.涂布分离剂 使用藻酸盐类分离剂均匀涂布于工作模型基托覆盖区域。

4.固定矫治器固位和加力部件 待分离剂干燥后,用粘接蜡将固位体和从唇弓等部件无应力、可靠地固定于模型的唇侧和颊侧,连接体均离开组织面0.5mm。

5.基托成形 基托覆盖区及固位和加力部件连接体处涂布自凝塑料单体,撒布薄薄一层自凝塑料粉,滴入单体浸润这层塑料粉剂。这样交替地逐层撒塑料粉和加单体,直至形成初步形状,保证基托厚度约为2.0~2.5mm。操作过程中始终保持自凝粉的润湿,使其充分聚合。

6.热处理 将塑料基托初步成型的模型置于压力锅中进行聚合,水温约为45℃,压力约为3Pa,聚合时间约为20分钟。

(六)打磨及抛光

1.检查 去除矫治器上附着的石膏,检查塑料基托有无聚合缺陷。

2.粗磨 在流水状态下,使用软毛刷去除义齿表面的残余碎屑;使用钨钢车针去除塑料基托的菲边,并对基托的大体形态进行修整。

3.细磨及抛光 用砂纸轮或硅橡胶车针对树脂进行精细打磨。用毛刷轮和抛光糊剂对基托进行抛光。用软布轮或绒布轮配合氧化锌抛光膏对义齿进行上光。操作中应注意保护矫治器的固位和加力部件,以免损伤(图4-47)。

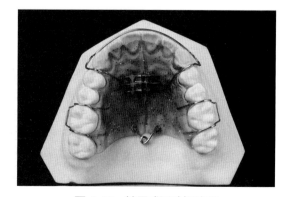

图4-47 扩弓式活动矫治器

（七）保持器的制作

1. 模型修整　去除模型殆面的瘤子，将上下颌模型在石膏模型修整成马蹄形，底部应平整，距牙龈缘 5～10mm。

2. 填倒凹　用石膏封闭牙与牙之间颊舌侧，邻间隙处的倒凹，便于保持器成形后从石膏模型上取出。

3. 负压压模　将工作模型平置于填满不锈钢砂颗粒的不锈钢砂容器内，注意模型摆放的位置，在前牙唇面不要形成过大倒凹。把膜片放在膜片支架上的固位圈内，将有隔离薄膜的一面向下，转动膜片支架柄旋到加热装置下，并听到到位的锁合声。根据膜片种类选择需要的加热时间，膜片加热后均匀变软，听到机器提示音后迅速转动支架转向石膏模型，真空作用下使其与模型完全贴合。冷却后减压放气，从模型上取下压模完成的保持器。

4. 边缘修整　用剪刀修剪保持器膜片，要求唇颊侧颈缘处离开牙龈约 0.5mm，舌腭侧颈缘处平齐牙龈。最后用橡皮轮将边缘抛光，保持器制作完成（图 4-48）。

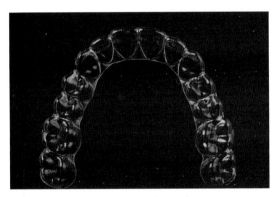

图 4-48　压膜保持器

五、数字化修复体生产流程关键点操作规范

（一）数字化固定修复体生产流程关键点操作规范

1. 模型制作及扫描数据和检查与处理

（1）核对检查：编号、盒号、设计单、流程卡均应一致。核对牙位、修复体种类、数量与设计单要求相符。检查工作模型有无损伤、断失，对颌模型、附件（颌位记录、殆架、诊断性义齿、参考照片等）是否齐全。单颗基牙应无倒凹，多颗基牙之间有共同就位道，咬合关系正常准确，无不良咬合情况。

（2）印模的检查与数据的采集

1）印模或模型必须高精确度地反映患者口腔软、硬组织的情况。根据设计单的修复设计类型，检查硅橡胶托盘，印模与托盘是否有分离现象，牙列和基牙预备体的形态和边缘是否清晰、有无气泡等。如符合修复体制作要求，选用适宜的模型材料进行模型灌制，并严格按照材料的说明进行操作。

2）印模数据采集：在数字化的设计制作中，需要将硅橡胶印模修整，尽量在直视下无倒凹，将其固定于扫描板上（图 4-49），根据设计单创建订单，添加基础信息，选择扫描类型、修复牙位及修复种类等。扫描上下印模后，软件会自动将阴模转换成阳模，如有硅橡胶咬合印迹，扫描后进行 3 点对位的配准，可以获得上下咬合关系匹配的模型。

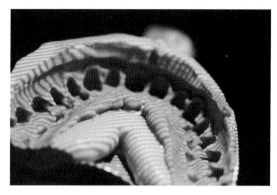

图 4-49　印模扫描

（3）模型的制作与数据采集

1）模型修整：按照要求对模型进行修整，不能损伤基牙及邻牙。模型的模型底部要磨平，龈缘以下的厚度约 10mm，且与𬌗平面平行。唇颊侧光滑，舌侧修整后呈马蹄形，模型颊舌径宽度约 10mm。

2）模型打孔：钉孔位置尽量选择在基牙颊舌向及近远中向的中央位置，定位光点对准钉孔处，打孔后用气枪吹除石膏粉末。为保证代型在底座上不产生旋转，应进行双钉设计。

3）形成底座：将植钉后的模型涂分离剂后放入底座石膏盒，确保模型的中线与底座的中线对齐，使模型底面与底座的交界线完全暴露。

4）分割模型：制作带有可拆卸的单颗牙代型，垂直分割至模型与底座交界处，注意不能损伤基牙、颈缘和邻牙，使代型能够顺利取下和精确复位，复位后稳定且与底座密合。

5）暴露边缘：应在 2～5 倍放大镜下进行修根型的操作，使基牙肩台充分暴露，便于后续步骤的制作。

6）模型扫描获取数字化信息：根据界面提示将模型置于扫描板上（图 4-50），分别扫描上、下颌模型及咬合关系。扫描的同时在显示器上观察扫描进展，选择扫描的范围和高度，确保扫描图像清晰完整，扫描图像的准确性与扫描对象一致。在代型的扫描步骤中注意配准，转动模型从三维方向检查复位情况是否密合。如果有牙龈，需要有好的弹性，可以取下和戴入，获得人工牙龈形态的数据。

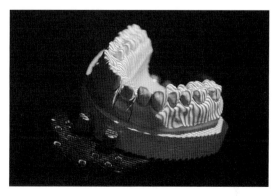

图 4-50　模型扫描

（4）口扫数据的检查

1）扫描获取的数字化文件可以通过开放的数据接收机制进行传输，技工室完成导入后可以使用 CAD/CAM 系统来进行最终修复体的制作。

2）扫描的上下牙列数据完整，表面形态清楚，咬合区和邻间区数据正确无缺失，基牙清晰，边缘无软组织覆盖。

2. 数字化设计修复体 使用口腔专业数字化设计软件，按照软件操作流程和规范进行设计制作。设计软件种类较多，流程大致相同。

（1）核对检查：模型编号、盒号、设计单、流程卡均应一致。核对牙位、修复体种类、数量与设计单要求相符，可将数据导入设计软件中。

（2）确定边缘线：多数设计软件可以自动识别代型上的边缘，从三维方向观察代型边缘的位置，拖动边缘线进行精细的调整，绘制正确的边缘线。

（3）确定修复体的就位方向：软件根据基牙边缘自动生成就位道方向，调整模型角度从𬌗面向颈部观察判断就位道方向是否合适，轴面无倒凹并能够完整看到标记的颈缘线，选择最佳的就位方向。

（4）基本参数设置：软件有预成的参数，比如粘接剂间隙、车针半径、车针补偿等，参照说明，根据不同的修复种类和修复材料设置不同的参数。

（5）修复体设计：完成以上步骤后，软件会根据订单要求自动生成所预设的修复体，可以从数据库中选择不同的牙形。操作者可从各方向多角度预览摆放修复体，运用软件的各种功能对其进行个性化的调整，需要利用编辑工具（缩放、设计、塑形、移位等）进行调整和优化，实时调整和处理目标修复体的各个组成部分。

1）全冠外形设计：按照与对𬌗的咬合记录及周围牙列形态，在数据库里选择合适的外形，调整修复体与牙弓中的位置协调一致。如对侧同名牙完好，可以采用镜像工具生成修复体，确定修复体𬌗曲线无异常，能与对𬌗牙形成牙尖交错，良好的咬合关系。在虚拟𬌗架上进行动态咬合调整，确认修复体在前伸及侧方运动中，不会产生𬌗干扰。最后对修复体触点的位置、大小、松紧进行适当调整（图4-51）。

2）内冠的设计：底冠的外形应该为最终修复体的缩小版而不是基牙预备体的放大版，可以选择回切功能进行设计，也可以根据基牙形态生成的内冠进行调整，排列好牙列位置进行自由造型，根据邻牙长度及牙弓弧度确定内冠形态，并为最终修复体预留均匀的瓷层空间（图4-52）。

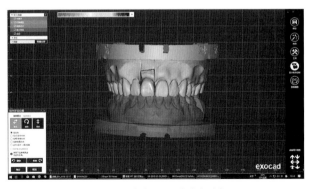

图4-51 数字化设计全解剖冠

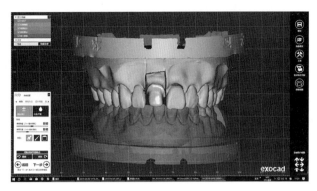

图 4-52 数字化设计基底冠

3）连接体的设计：调整连接体的面积大小及位置和形态，应有足够的连接面积保证其强度。从唇（颊）舌向看，连接体的厚度在不影响咬合的情况下，尽可能向舌侧增厚，龈端应留出可以清洁的间隙，形态成圆三角形或圆长方形，最后需要与牙冠或基底冠连接成一体。

4）贴面和嵌体的设计：主要是边缘线的确定，尽量模拟同名牙的解剖形态，可以将牙冠外形与预备体的边缘线进行吻合和重合调整，尽量做到自然衔接，但要注意边缘厚度。

（6）保存设计完成后的修复体数据，根据情况选择数控切削或是 3D 打印。

3. 数字化制作修复体

（1）核对检查：模型编号、盒号、设计单、流程卡均应一致。核对牙位、修复体种类、数量与设计单要求相符。检查机器、夹具、车针运行状况是否良好。

（2）数控切削

1）切削前的设计：导入数据，选择合适的材料盘，确认修复体的高度小于材料盘的高度。调整修复体在材料盘中的摆放位置和方向，使修复体距离材料盘的边界有一定距离。遵循稳定的原则添加连接杆，保证在切削过程中不脱落或变形，单个牙冠外至少有三个连接杆。同时，支撑杆尽量不放置在邻面以免打磨后影响与邻牙的接触，摆放的过程中尽量最大化利用材料盘，计算好切削路径后发送给切削机。

2）切削时正确选择所需设备以及材料，运用正确的切削程序和参数设置。

3）切削修复体：将材料盘稳定固定在切削机夹持臂上，关上仓门，计算好切削路径，得到确认指令后自动切削，去除多余材料形成修复体（图 4-53）。

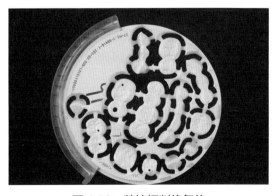

图 4-53 数控切削修复体

4）切削结束后切除连接杆，去除切削粉末，选择合适的烧结炉和烧结程序，将修复体摆放在烧结炉中的正确位置进行烧结。

5）烧结后的修复体颜色正常，烧结过程中无过度烧结或者烧结时间不足等情况。

6）烧结完成后的解剖形态氧化锆修复体可以直接进行抛光或染色上釉处理，完成修复体的制作。如果是基底冠，还需完成后续的上瓷、外形打磨和染色上釉等步骤。

（3）3D打印金属底冠

1）导入需打印的数据，将数据进行排版，需要选择合适的位置对修复体进行摆放，尽量使修复体底面到打印基板的高度一致。摆放时将修复体的组织面向上，磨光面朝下，尽量将就位道方向垂直于打印基板，颊舌侧倾斜角度尽量均匀。

2）设置相应的支撑控制参数，软件自动计算并添加支撑，可以手动调改保证支撑分布均匀。

3）将计算好的文件传输致打印机，完成机床准备后，进行3D激光熔融打印，完成修复体的制作（图4-54）。

4）将修复体连同基板取出去掉粉末后放入应力释放炉中，完成喷砂后去掉支撑杆取下修复体。

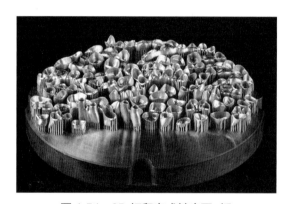

图4-54　3D打印完成基底冠、桥

4. 基底冠打磨

（1）核对检查：模型编号、盒号、设计单、流程卡均应一致。核对牙位、修复体种类、数量与设计单要求相符；模型有无损伤、断失，对颌模型、附件是否齐全；铸件有无明显的铸造缺陷，有无明显的变形，能否在代型上就位。

（2）基底冠的调磨：同金属烤瓷基底冠的调磨。

（二）数字化可摘局部义齿生产流程关键点操作规范

1. 模型及扫描数据的检查与处理

（1）核对检查：编号、盒号、设计单、流程卡均应一致。核对牙位、修复体种类、数量与设计单要求相符。检查工作模型有无损伤、断裂。检查设计图，判断设计是否合理，有无难以理解的设计类型。对颌模型、附件（颌位记录、𬌗架、诊断性义齿、参考照片等）是否齐全。检查咬合关系是否正常准确，有无不良咬合情况。

（2）印模的检查与数据的采集

1）印模或模型必须高度精确地反映患者口腔软、硬组织的情况，根据设计单的修复设计类型,检查硅橡胶托盘,印模与托盘是否有分离现象,牙列的形态是否清晰、有无气泡等。如符合修复体制作的要求,选用适宜的模型材料进行模型灌制,并严格按照材料的说明进行操作。

2)印模数据采集:黏膜支持式或混合支持式可摘局部义齿则通过扫描印模的信息获得数字印模。在数字化的设计制作中,需要将硅橡胶印模进行修整,尽量在直视下无倒凹。将其固定于扫描板上,根据设计单创建订单,添加基础信息,选择扫描类型、修复牙位及修复种类等。扫描上下印模后,软件会自动将阴模转换成阳模,如有硅橡胶咬合印迹,扫描后进行 3 点对位的配准,可以获得上下咬合关系匹配的模型。

(3)模型的修整与数据采集

1)修整模型:修整模型高度使基牙颈缘到底座约 10mm 左右,并用石膏模型修整机把模型周边磨光滑,注意保留黏膜转折区。

2)模型数据采集:可摘局部义齿则通过扫描模型的信息获得数字印模。根据界面提示将模型置于扫描仓内。分别扫描上、下模型及咬合关系的同时,在显示器上观察扫描进度,选择扫描的范围和高度,确保扫描图像清晰完整,模型伸展范围合适,咬合关系正常准确,无不良咬合情况。扫描图像的准确性与扫描对象一致。

(4)口扫数据的检查

1)扫描获取的数字化文件可以通过开放的数据接收机制进行传输,技工室完成导入后可以使用 CAD/CAM 系统来进行最终修复体的制作。

2)牙支持式的活动义齿可以通过口扫的方式获得数字印模,扫描的上下牙列数据完整,表面形态清楚,咬合区和邻间区数据正确无缺失,软组织清楚。

2. 数字化支架的设计

(1)核对检查:编号、盒号、设计单、流程卡均应一致。核对牙位、修复体种类、数量与设计单要求相符。检查模型数据的准确性及完整性。

(2)模型观测:软件可对工作模型进行自动观测分析,确定最佳就位道,必要时可通过倾斜模型角度调整就位方向。就位道确定后,系统用不同于工作模型的颜色填补倒凹观测线以下的倒凹区,注意去掉放置卡环尖位置的倒凹以利固位。

(3)网状结构的设计:在数据库中选择一种形式的固位网,在缺牙区牙槽嵴的部位通过描记点来确定固位网的范围,确定后系统自动在所选区域形成固位网,如需调整,可拖动其至合适的位置。同时在网状区域的下方会自动生成基底蜡,也可对基托蜡的范围进行调整。

(4)大连接体设计:遵循可摘局部义齿大连接体的设计原则,通过添加描记点确定范围和形态,确定后可简便快速地自动形成腭板、舌杆等大连接体,厚度应满足固位及金属强度的要求,并兼顾舒适性。

(5)𬌗支托及小连接体设计:按照基牙上𬌗支托凹的位置及外形绘制支托,调整支托的厚度及宽度,不可过度突出牙面以影响正常的咬合关系。设计相应部位的小连接体,小连接体的位置设计应不过度占据缺牙空间以免影响后期排牙。

(6)卡环设计:选择卡环类型,然后在基牙上正确的位置绘制卡环。根据不同的卡环类型和材料选择卡环尖端进入倒凹的不同深度,调整卡环的长度、宽度及厚度以保证最佳的固位效果。调整邻面板的宽度和高度。

（7）终止线、加强杆设计：通过"雕刻"工具对各部分进行细微的调整，最终支架除上颌大连接体可以选择橘皮蜡设计以外，其余部分表面尽量光滑，厚度不低于预先设定的最低厚度值。最后在支架相应位置添加终止线、固位钉、加强杆等。

（8）可摘局部义齿支架即设计完成，保存为 STL 格式的文件后可用于后期 3D 打印或数控切削。

3. 制作完成金属支架

（1）核对检查：编号、盒号、设计单、流程卡均应一致。核对牙位、修复体种类、数量与设计单要求相符。检查支架数据的准确及完整性，做好机床调节准备。

（2）3D 金属打印支架：将保存为 STL 格式的数据模型导入软件中，选择相应的模板进行排版，调整合适的位置。为了保证义齿支架结构稳定及组织面的精确性，在支架的非组织面构建支撑杆，细节结构上也需有足够的支撑。可摘局部义齿的支架加工通过金属粉末逐层熔化堆积的方式，依据数据文件直接加工出金属支架，加工完毕后连同基板一起取出，去掉粉末后热处理使其应力释放，再喷砂打磨去除支撑材料。检查 3D 打印金属支架的适合度，得到 3D 打印金属支架。

（3）其他：也可以通过 3D 数控切削金属盘获得金属支架或者 3D 打印技术打印出支架蜡型通过常规失蜡铸造法完成。

（三）数字化全口义齿生产流程关键点操作规范

1. 数字化模型的取得　扫描上下颌模型连同固定颌位关系后的𬌗托，获得转移颌位关系后上下颌一体的数字化模型，利用软件配准后即可确定数字化上下颌模型的垂直距离和颌位关系。

2. 确定中线、唇面突度、𬌗平面、标志点及基托范围　在数字化模型上确定上下颌的中线及唇面突度，手动选择𬌗托中线点位置以及两侧第一磨牙位置标记点共三点确定𬌗平面，确定解剖标志点（上颌结节、上颌结节中点、切牙乳头、切牙乳头中点、两侧尖牙、磨牙后垫、磨牙后垫中点），描记基托伸展范围并对需缓冲区进行处理，软件将根据选定的解剖标志点判断牙槽嵴顶的位置，并给出人工牙排列的适合范围。

3. 人工牙的选择　根据患者的面形及颌弓大小等在数据库里选择合适大小、形态的人工牙，遵循排牙原则，数字化全口义齿多采用舌侧集中𬌗，调整上下颌人工牙的位置在合适的位置。选择虚拟𬌗架功能，根据已经获得的前伸、侧方髁导斜度以及切导斜度设置相应的参数，根据𬌗平面及中线将完成的全口义齿转移到虚拟𬌗架上。首先检查静态咬合（牙尖交错𬌗），前牙不接触或轻接触，后牙呈尖窝接触关系，舌侧集中𬌗后牙接触方式为上颌后牙功能尖与下颌后牙中央窝接触，设置显示咬合印迹能更好地进行分析。模拟口内做前伸、侧方运动，检查动态咬合，调出平衡𬌗。

4. 数字化的设计中，利用软件中合适的工具通过加蜡、减蜡、光滑等方式对基托表面缺陷进行修补，也可以对根形进行刻画，遵循牙根外形的变化规律，根形自然，制作完成后光滑基托表面。

5. 数字化的制作中，导入设计数据，利用排版软件排版，选择适配 CAM 设备材料，根据需要选定合适规格和颜色的树脂材料，通过 3D 打印基托和人工牙的方式获得，还可以分别切削基托和人工牙，利用树脂单体粘接成整体，最后通过打磨抛光完成最终修复体的制作。

六、生产流程的信息化管理

义齿属于订单式产品,为了在义齿加工部门的日常运营中提高管理水平,提升义齿质量,就需要对每一件义齿都进行精细化管理。因此,专门用于义齿加工部门的数字化管理系统——义齿企业资源计划(enterprise resource planning,ERP)管理系统应运而生,用于企业精细化管理的数字化系统。

ERP 是 1990 年由美国 Gartner Group 公司所提出的概念。ERP 在包含生产资源计划、制造、财务、销售、采购等功能的基础上,还可进行质量管理,实验室管理,业务流程管理,产品数据管理,存货、分销与运输管理,人力资源管理等,同时,还可定期生成报告,是一套用于企业精细化管理的数字化系统。

用于义齿生产部门的 ERP 管理系统自 2000 年开始在中国沿海地区随着义齿制作流水线模式在中国的兴起,而得到迅速的发展。义齿 ERP 管理系统集成了义齿订单管理、订单搜索、订单跟踪、返工登记、生产管理、产品查询、分类统计、报表打印等诸多功能,可实现义齿生产企业对义齿生产整个或部分流程的管理,并可第一时间将信息收集反馈,使义齿生产企业的管理人员在第一时间获悉流水线中义齿所处的状态。

通过 10 多年的发展,义齿 ERP 管理系统已从最开始的界面简陋,功能单一,编号、数据处理能力较为有限,发展到如今具有界面友好、操作便捷、数据处理能力强大、条码管理、安全可靠等诸多优点的强大管理系统。口腔临床的数字化设备应用,促进了数字化管理产品和应用的出现。通过数字化信息管理系统,可以实现远程联系,协助医师精准、及时的治疗患者,改善医患沟通,有效提升了口腔医疗的技术水平。可以说,如今的义齿加工部门与 ERP 管理系统已经密不可分,义齿 ERP 管理系统已经深入到现代化义齿加工部门的每一个角落,从根本上提高了义齿加工部门的管理水平,从而实现了对义齿制作的全程追踪,保证了每一件义齿的质量(图 4-55)。可以说,如今没有采用 ERP 管理系统的义齿加工部门只能算作小作坊了。

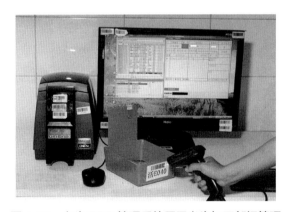

图 4-55　义齿 ERP 管理系统用于义齿加工部门管理

义齿 ERP 管理系统与义齿加工部门的生产流程紧密结合,整个过程从义齿进件开始,直到义齿最终制作完成,每一个关键节点都可处在管理系统的监管之下。义齿 ERP 管理系统的整个流程见图 4-56。

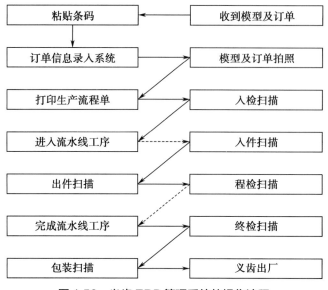

图 4-56　义齿 ERP 管理系统的操作流程

模型及设计单送达义齿加工部门后，由前台操作员使用订单登记模块，将医师填写的义齿加工授权书/设计单的内容录入电脑，并赋予每一个订单唯一的编号和条形码。订单录入系统后，设计单和模型所承载的大部分信息即被转换为电子化的信息进行储存、管理和传输。订单录入完成以后，前台通常还需对模型及设计单进行拍照存档，拍摄的照片存档留证，不仅可用于技师查看模型和设计单的原始状况，同时也能核对订单入件的情况，检查蜡殆、殆架等附件是否发生丢失。拍照完成后，前台还可进行生产流程单打印等其他工作。当上述系列前台工作完成后，订单即可正式进入流水线，开始进行义齿的制作。

与传统义齿生产过程相同，义齿首先需要进行入厂检验。质检人员使用条码枪扫描订单条码，调出前台录入的订单信息，然后对模型及附件进行入厂检验。检验完毕后，质检人员将检验结果录入系统，完成模型入检。接下来，订单将进入到流水线的各个生产工序，例如烤瓷冠制作所经过的代型、蜡型、铸造、遮色、上瓷、车瓷、上釉等工序。

每一个工序的管理系统操作流程均为：制作前的入件扫描→本工序的义齿制作→出件扫描→过程检验扫描（图 4-57）。每个工序的技师通过使用条码枪扫描订单条码进行入件扫描，调出订单的基本信息，与拿到手的模型及之前工序完成的义齿半成品进行核对，同时还可查看已完成工序、订单照片及个人工作量等信息。确认无误后，订单正式进入该技师名下开始制作。本工序完成后，技师进行出件扫描，再次核对订单信息。确认无误后，本工序的义齿半成品进入对应的过程检验环节，由质检人员进行过程检验。通常情况下，本工序的一个流程按顺序走完，即可进入下一工序；但检验发现该工序的义齿半成品质量不合格时，则需要在本工序进行返工登记并对义齿半成品进行修改，修改完成后再重新进行出件扫描和再

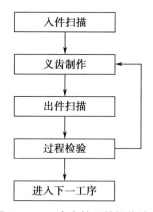

图 4-57　工序内的系统操作流程

次检验,直至符合检验标准后才继续进入下一个工序进行制作。在义齿的制作依次走完全部工序,最终制作完成时,将由终检进行出厂检验:使用条码枪扫描订单条码,调出订单信息,将终检结果和检验员编号等信息录入系统,然后确认保存并打印质保卡等质检和合格文件。至此,义齿的生产制作过程结束。

在流水线上制作完成的义齿,将通过义齿 ERP 管理系统进行最后的包装和出件。包装操作员使用条码枪扫描订单条码,调出订单信息进行确认。确认无误后系统打印出包含有患者姓名、医师姓名、送件单位、追溯条码等信息的外包装贴纸及其他单据,由操作人员进行包装。至此,一件生产过程可追溯的定制式义齿就可以发货了。

除此之外,ERP 管理系统还能实现多种统计功能。常用的统计功能包括义齿加工量及类型统计、技师工作量统计等。通过限定如起止日期、技师姓名、送件单位、医师姓名等检索条件,可通过查询和统计功能得到需要统计的结果,系统还能给出统计图,方便义齿加工部门管理人员迅速分析判断。

需要特别提示的是,义齿 ERP 管理系统需配备专门的运维人员进行系统维护和配置。由于义齿加工部门的加工项目和收费单元划分目前尚无统一标准,因此义齿 ERP 管理系统通常需根据各个单位的实际情况进行使用前的后台配置,后台配置完毕后,系统方可上线使用;另一方面,由于义齿的制作材料发展迅速,新材料或新技术的引入也将带来管理系统设计种类、费用等配置的变更。此外,与其他行业相同的情况,如人员变动等,也会带来系统配置的变化。通常这些涉及整个系统参数的改变,修改权限只能交给专门的配置人员,以确保系统运行正常,避免因配置不当发生意外。

理论与实践

师生互动,探讨提高定制式义齿生产质量的对策

应从义齿生产的人、机、料、法、环、检六个环节着手,找出提高义齿质量的对策:

1. 加强修复体制作过程中的质量管理 仔细核对设计,严格执行操作规范与质量标准,落实质量检查与验收。

2. 强化口腔技师管理 合理配备人员,制度的制订与实施。

3. 注重技术人员培养 对技术人员思想意识、修复工艺新技术进行培训,加强医技交流。

4. 收集反馈信息 收集修复体质量反馈信息,分析、处理、改进。

5. 更新器械设备和引进新技术。

6. 健全原材料准入制度,严格原材料检测。

第三节 义齿质量检验

对于义齿加工部门而言,首要解决的问题是完善生产流程和提高义齿质量。依据《医疗器械 质量管理体系 用于法规的要求》(YY/T 0287-2017 idt ISO 13485:2016)建立的质量管理体系是法规的要求,也是企业成功的保证。在质量管理体系方法中,建立专职的质量检查部门并开展质量控制活动是必要途径之一。质量检查部门的核心任务是建立义齿的

检验标准并进行有效的检查与考核,以确保义齿生产流程质量持续稳定改进。义齿质量检查分为入件检验、过程检验及成品检验三个环节,采取专检、自检与互检相结合,专检与抽检相结合的方式,质检中应及时发现缺陷,保证义齿质量,降低返工率。

　　在义齿的生产过程中,质检员的工作职责包括:对生产流程中的每一步骤进行严格的核查;负责对每一工序员工进行质量标准的培训与教育;严格把控每一工序的进出件标准,对生产流程实施全程的质量跟踪控制等。质检部门应严格把好入件检验关,对不符合加工条件、不清楚加工要求及有疑问的制作件,须积极与临床医师沟通,确认无误后才可投入生产,并做好记录以便总结客户的特点。在与临床医师沟通的过程中,做到文明礼貌、阐明问题、达成共识。对生产各工序均应进行进出件的过程检验,质检员签字确认后,方可进入下道工序,质检每天的工作应记录完善,对入件时就发现有一定难度的加工件或有特殊工艺加工要求的制作件,实施每道工序跟踪检查并记录。严格把握成品检验关,对不符合设计单要求、不符合质量标准的义齿不得出件,确保无不合格品流出。对不合格产品进行质量分析记录,采取预防和纠正措施,不断提高义齿质量。

知识拓展

质量管理体系方法与 PDCA 模式

　　在 GB/T 190000 中介绍了建立和实施质量管理体系的方法有八个步骤:识别顾客和相关方,确定他们的需求和期望;据此建立组织的质量方针和质量目标;为了实现质量目标确定必需的过程和职责;提供必需的资源;规定测量过程有效性和效率的方法;应用这些测量方法确定每个过程的有效性和效率;确定防止不合格并消除产生原因的措施;建立和应用持续改进质量体系的过程。上述八大步骤体现了 PDCA 模式,即 P——策划,D——实施,C——检查,A——处置,构成了一个完整的管理闭环系统,随着循环周而复始,不断完善。PDCA 循环作为全面质量管理体系运转的基本方法,又叫戴明环,是美国质量管理专家戴明博士提出的,PDCA 循环是使任何一项活动有效进行的一种合乎逻辑的工作程序,特别是在质量管理中得到了广泛的应用。

一、固定修复体质量检验标准

(一)模型或扫描数据的检查标准

　　1. 模型编号、设计单编号及产品编号,三者完全一致,模型无损伤、断裂,附件(咬合蜡、人工牙、比色板及旧义齿等)齐全。模型上的缺损缺失牙位、修复设计种类、数量与设计单要求完全相符。

　　2. 适合性　代型能顺利取下和复位,复位后稳定,且与底座(或模型)完全密合。

　　3. 模型表面　模型表面清洁,咬合面无影响咬合的早接触点。基牙和邻牙无损伤。中切牙缺失或前牙为基牙时,须标明牙弓中线。

　　4. 颈缘　代型的颈缘线与肩台边缘完全一致,代型颈缘无损伤,边缘标志线足够细且清晰。石膏模型的隙料涂布在颈缘线上 0.5~1mm。

　　5. 就位道　基牙无倒凹,桥及联冠设计时,各基牙间有共同就位道。

6. 𬛗架　模型中线与𬛗架中线一致，𬛗平面与𬛗架中轴面垂直，不使技术员操作时形成视觉误差。咬合记录吻合正确。𬛗架确定高度的切导针准确到位。

7. 扫描数据　扫描的上下牙列数据完整，表面形态清楚，咬合区和邻间区数据正确无缺失，基牙清晰，边缘无软组织覆盖。

8. 流程卡填写规范、清楚。

（二）蜡型的检查标准

1. 蜡型表面　无锐边、锐角，各轴面呈流线形。

2. 蜡型厚度　约 0.3～0.5mm，不能太薄，以免铸造失败或底冠强度不足致修复体失败。预留瓷层空间，瓷层厚度均匀，无厚度突变。

3. 颈缘　颈缘密合，蜡型连续光滑无菲边。

4. 金 - 瓷交界　避开咬合接触区，金瓷呈对接状，无悬突。

5. 桥体设计　龈端设计合理，连接体强度足够。

（三）基底冠、桥的检查标准

1. 组织面　组织面光滑平整，无穿孔和其他妨碍就位的异物。

2. 适合性　基底冠就位顺利，边缘密合无悬突，长短合适，就位后松紧适度，无翘动。

3. 表面　基底冠的外形完整，表面光滑，无锐利边角，各轴面呈流线形，无其他污染物。

4. 预留空间　瓷层预留空间均匀，通常唇颊侧厚度为 1～1.5mm，舌侧及桥体组织面的厚度为 0.5～1.5mm，前牙切端及后牙𬛗面为 1.5～2.0mm，但最薄处应 ≥0.3mm。

5. 桥体及连接体设计　桥体形态设计符合医师要求，外形弧度符合生理曲线，连接体位置正确，连接面积足够。

6. 特殊设计　金 - 瓷交界清晰，且呈 90°～120° 阶台。金属加强带的厚度不低于 0.3mm，外形符合牙的解剖形态。烤瓷牙带金属冠或金属𬛗面时，咬合面必须调改正确。肩台瓷设计时，留出肩台瓷空间。

（四）上瓷出件标准

1. 组织面　干净、清洁，冠内无残留瓷粉，无穿孔和其他妨碍就位的异物。

2. 适合性　在基牙代型上就位顺利，就位后义齿颈缘与基牙颈缘线吻合，桥体与组织面密合，无翘动。

3. 接触区　与邻牙接触，松紧合适，接触区的位置、形状基本正确。

4. 咬合　𬛗面形态适当，与对𬛗牙有接触，不能高于 1mm。

5. 表面　无裂瓷、气泡，除特殊着色外无色线、黑点、白斑、白雾状等特殊色调。

6. 颜色　修复体颜色应过渡自然，有光泽，无裂纹和气泡，除特殊要求外无黑点、白斑、白雾状等杂色，符合设计单要求，与目标修复体的颜色一致。

7. 形态　形态标准且大体一致，缩放适中。

8. 其他　金属带无过多瓷粉，金 - 瓷交界基本对接。如有肩台瓷，应与基牙颈缘完全密合。

（五）外形打磨出件标准

1. 组织面　干净、清洁，无穿孔和其他妨碍就位的异物。

2. 适合性　修复体在基牙代型和模型上都能顺利就位，就位后颈缘与基牙颈缘线完全吻合，桥体完全密合，无翘动。

3. 接触区 与邻牙有正常的接触，松紧合适，大小、位置和形状正确，以一张红色咬合纸能有阻力拉出而不撕裂为宜。

4. 咬合 与对颌牙在牙尖交错合时有正确的尖窝咬合接触，不能有咬合高点。前伸和侧方颌时有咬合引导但是不能产生咬合干扰。咬合面形态自然，尖窝沟嵴完整。对于有特殊要求或者咬合情况特殊的件按照特殊情况处理。

5. 表面 无裂瓷、气泡。除特殊着色外无色线、黑点、白斑、白雾状等特殊色调。

6. 颜色 过渡自然，切端的颜色无明显分层，色调与设计单的颜色一致。

7. 形态 修复体的形态、大小、长度、弧度参照邻牙和同名牙，符合牙齿的解剖特点，咬合曲线符合生理要求，联冠和桥的设计立体感强，连接体四周形成正常的外展隙。

8. 其他 金属带无瓷粉，金-瓷交界处完全对接。如有肩台瓷，与基牙颈缘完全密合，厚度合适。

（六）成品固定修复冠、桥的检查标准

1. 固定修复体的制作应符合口腔临床医师的设计要求。

2. 组织面 干净、清洁，冠内无残留瓷粉，无穿孔和其他妨碍就位的异物。

3. 适合性 在模型上能顺利就位，用放大镜观察修复体的边缘与代型的颈缘线完全吻合，边缘无悬突，用牙科探针划过时无障碍感，桥体组织面与模型完全密合。

4. 接触区 与邻牙形成正确的接触区域，接触松紧合适，用咬合纸检查阻力适中。前牙的接触区切龈径大于唇舌径，后牙接触区颊舌径大于颌龈径。

5. 咬合面 形态适当，咬合稳定无咬合高点。用咬合纸检查有良好咬合接触，前磨牙呈两点式咬合，磨牙呈四（或五）点式咬合。在颌架上检查前伸、侧向咬合时，修复体无颌干扰。

6. 表面 修复体表面有细微的结构与邻牙协调。桥体组织面光滑、圆顺，无锐利的边角。

7. 颜色 在自然光线下，修复体颜色应过渡自然，有光泽，肉眼观察无裂纹和气泡，除特殊要求外无黑点、白斑、白雾状等杂色，符合设计单要求，与目标修复体的颜色一致。

8. 形态 修复体的形态、大小、长度、弧度参照邻牙和同名牙，符合牙齿的解剖特点，咬合曲线符合生理要求，联冠和桥的设计立体感强，连接体四周形成正常的外展隙。

9. 其他 修复体金属部分应高度抛光，肉眼观察无裂纹、无孔隙、无夹杂，金属带平顺、光亮，金-瓷交接处自然，无台阶和悬突，表面抛光后与 Ra 为 0.025 的表面粗糙度标准块进行对比，其避免粗糙度 Ra 应该小于等于 0.025μm。

二、可摘局部义齿质量检验标准

（一）模型或扫描数据的检查标准

1. 模型编号、设计单编号及产品编号，三者完全一致。模型完整无损伤、断裂，附件（咬合蜡、人工牙、比色板及旧义齿等）齐全。模型上的缺失牙位，修复设计种类、数量与设计单要求完全相符。

2. 扫描数据 扫描的上下牙列数据完整，表面形态清楚，咬合区和邻间区数据正确无缺失，软组织清楚。

3. 流程卡填写规范、清楚。

（二）金属支架的检查标准

1．适合度　支架无变形，能顺利取戴，就位后基托、卡环与模型完全贴合，不翘动。

2．固位体　固位体表面光亮、平顺，无黑点、缩孔。卡环位置合适，符合固位要求，边缘和卡环尖必须圆顺，无刺手感。固位体有足够的强度。

3．表面　最终支架必须符合医师设计要求。除橘皮设计以外的表面光亮，无黑点、缩孔，边缘圆顺，无刺手感。在满足固位和强度的前提下，尽量小巧、美观。

4．固位网　固位网离开组织面约 0.5mm，固位网、固位钉的设计形式未造成排牙障碍。树脂与金属的交界线清楚、形态自然。

（三）排牙的检查标准

1．卡环　表面光滑、形态顺畅，无锐边、锐角，无刺手感。卡环无损伤痕迹。𬌗支托呈匙形，表面高度抛光。固位体设置符合设计单要求。

2．排牙　人工牙数目与缺失牙数目相符、大小协调，颜色符合设计单要求。人工牙排列符合口腔解剖生理要求，有正确的咬合关系。在前伸和侧方咬合时可以有咬合引导但是不能存在咬合干扰。

3．基托蜡型　形态和伸展范围应根据设计单的具体要求、缺失牙情况、支持组织情况而定。蜡型形态应自然，表面光滑平整，颈缘线清晰美观，与牙根形态相协调。基托蜡型厚度约 1.5～2.0mm，边缘圆钝。连接体不暴露在蜡型外面。

4．人工牙、固位体及基托以外模型部分应干净、整洁，无多余的蜡残留。

（四）装盒进件的检查标准

1．缺失牙位、设计种类、数量与设计单要求相符。

2．蜡型的制作与设计单一致。

3．支架、人工牙无移位，支架无变形。

4．蜡型光亮、厚薄均匀，基托伸展范围合适，义齿以外部分无蜡残留。

（五）装盒出件的检查标准

1．义齿基托形态自然，无过多菲边，无裂纹，无充胶不全的现象。

2．义齿基托树脂的颜色自然均匀，聚合良好，无气泡、杂质、大瘤子，基托材料和造牙材料不混杂，人工牙无移位，颈缘清晰。

3．组织面无残留石膏。

（六）成品可摘局部义齿的出件标准

1．可摘局部义齿应符合口腔临床医师的设计要求。

2．模型编号、设计单编号及产品编号，三者完全一致。模型清洁干净，完整无断裂，附件（咬合蜡、人工牙、比色板及旧义齿等）齐全。模型上的缺失牙位，修复设计种类、数量与设计单要求完全相符。

3．磨光面　用放大镜观察磨光面各部位，卡环、连接体等应高度抛光，不应有气孔、裂纹和杂质。固位体光滑有光泽，无锐利边角，无刺手感。固位体与基牙贴合紧密无间隙，固位体与基牙间有适当的固位力。支托光滑、无锐角，与基牙贴合紧密无缝隙，不高出𬌗面。

4．组织面　用放大镜观察组织面，不应该存在残余石膏。

5．基托　形态自然，无锐利边角，基托边缘避让唇、颊、舌系带的活动范围。树脂基托完全覆盖网状连接体，不使其外露。义齿基托厚度约 1.5～2.0mm，基托边缘应圆钝，无刺手感。树脂颜色自然均匀，聚合良好，在放大镜下观察无气泡、杂质、大瘤子及明显的裂纹，基托材料和造牙材料不混杂，人工牙无移位，颈缘清晰，根形自然美观。义齿表面平顺、光亮、无裂纹，无明显的凹凸不平及抛光过程中义齿表面过热造成的划痕。

6. 咬合　人工牙表面色泽与设计单一致，正中咬合时与对𬌗有稳定的尖窝交错接触，无翘动，在前伸及侧方运动时有引导而不产生咬合干扰。

三、全口义齿质量检验标准

（一）模型的检查标准

1. 模型编号、设计单编号及产品编号，三者完全一致。模型清洁干净，完整无断裂，附件（咬合蜡、人工牙、比色板及旧义齿等）齐全。模型上的缺失牙位，修复设计种类、数量与设计单要求完全相符。

2. 流程卡填写规范、清楚。

（二）排牙的检查标准

1. 人工牙　选择的人工牙质地、颜色、形状、大小选择符合要求。

2. 排牙　人工牙数目与缺失牙数目相符、大小协调，颜色符合设计单要求。人工牙的前牙排列美观，中线对齐，有浅覆𬌗浅覆盖，牙列弧度与颌弓形一致。𬌗平面平分𬌗间距，形成合适的补偿曲线和横𬌗曲线。后牙功能尖排列在牙槽嵴顶上，正中咬合时上下尖窝相对，有正确的咬合关系，达到平衡𬌗。

3. 基托蜡型　伸展范围足够，避让开唇、颊、舌系带形成切迹，形态自然，龈缘线清晰美观，与牙根形态相协调。基托蜡型厚度均匀一致，边缘厚度约为2.5～3mm，边缘圆钝。

（三）装盒进件的检查标准

1. 缺失牙位、设计种类、数量与设计单要求相符。

2. 蜡型的制作与设计单一致。

3. 蜡型光亮、厚薄均匀，基托伸展范围合适，义齿以外部分无蜡残留。

（四）装盒出件的检查标准

1. 义齿基托形态自然，无过多菲边、无裂纹、无充胶不全的现象。

2. 义齿基托树脂的颜色自然均匀，聚合良好，无气泡、杂质、大瘤子，人工牙无移位，颈缘清晰。

3. 组织面无残留石膏。

（五）成品全口义齿的检查标准

1. 全口义齿应符合口腔临床医师的设计要求。

2. 模型编号、设计单编号及产品编号，三者完全一致。模型清洁干净，完整无断裂，附件（人工牙、旧义齿等）齐全。模型上的缺失牙位，修复设计种类、数量，与设计单要求完全相符。

3. 磨光面　义齿基托厚度均匀一致，无局部过薄过厚的情况。树脂颜色自然均匀，聚合良好，在放大镜下无气泡、杂质、大瘤子及明显的裂纹。有理想的基托磨光面形态，磨光面呈凹面，形成的牙根外形自然美观。边缘厚度为2.5～3mm，伸展范围合适，边缘圆钝，避让开唇、颊、舌系带形成切迹，光滑无刺手感。人工牙无移位，颈缘清晰。

4. 组织面　在模型上贴合无翘动，用放大镜观察组织面，无残留物存在。

5．咬合　前牙有浅覆𬌗浅覆盖，正中𬌗时前牙不接触，后牙功能尖排列在牙槽嵴顶上，正中咬合时有均匀、广泛、稳定的尖窝交错接触，两侧协调对称。𬌗架上进行前伸及侧方运动时有𬌗平衡。

四、口腔正畸矫治器与保持器质量检验标准

（一）模型的检查标准

1．模型编号、设计单编号及产品编号，三者完全一致。模型清洁干净，完整无断裂，附件（咬合蜡、人工牙、比色板及旧义齿等）齐全。模型上的缺失牙位，修复设计种类、数量与设计单要求完全相符。设计单中描述的附件齐全（如患者牙齿的照片、X线片等）。

2．流程卡填写规范、清楚。

（二）矫治器固位和加力部分的检查标准

1．钢丝规格选择适当，表面光滑、形态顺畅，无锐边、锐角。无刺手感。部件无损伤痕迹。

2．连接部件与组织面间有 0.5mm 间隙。

（三）成品矫治器及保持器的出件标准

1．成品矫治器或保持器符合口腔临床医师的设计要求。

2．矫治器固位力和加力部分光滑，无锐利边角，无刺手感。矫治器固位力和加力部分与基牙贴合紧密无间隙，矫治器固位力部分与基牙间有适当的固位力，不影响咬合接触。

3．基托形态自然，无锐利边角，基托边缘避让唇、颊、舌系带的活动范围。树脂基托完全覆盖连接体，不使其外露。义齿基托厚度约 1.5～2.0mm，基托边缘应圆钝，无刺手感。

4．树脂聚合良好，无气泡、杂质、大瘤子及明显的裂纹。

5．矫治器表面平顺、光亮、无裂纹，无明显的凹凸不平及抛光过程中义齿表面过热造成的划痕。

五、不合格产品的质量控制

（一）对不合格产品进行质量控制的必要性

不合格产品包括原材料进货查验时发现的不合格原材料、生产过程中检出的未达标义齿半成品及临床返工的义齿。对原材料的质量控制可从源头上保证义齿的质量。对不合格半成品的质量监管，可防止不合格产品的流出。对临床返工件的质量控制，可分析总结义齿失败原因，及时纠错，保证义齿质量持续改进。可见，对义齿不合格产品的质量控制，是保证义齿质量的重要手段。

（二）不合格产品处理流程

由专职质检部门对不合格产品做出判定，并出具《不合格产品通知单》。

1．对原材料不合格产品的处理　在对所购买材料进行验收时，若发现不合格产品须由库管人员张贴不合格识别标签或标牌，不得入库，并将产品名称及批号记录在《入库验收单》，交质检主管审核并指示处理。

2．生产过程中的不合格产品的处理　不管是后道工序检验出的不合格产品，还是质检检验出的不合格产品，必须在流程卡上简要注明不合格项目，并将产品返回前一道工序进行返工。对不合格产品进行修正后按生产程序报验，质检人员按技术标准再次判定，若仍

未达到产品标准,则继续返工,直至达标。所有加工工序完成后,经检验合格,出具产品合格证,交付产品。

3. 对临床退回的返工件的处理　质检部主管与生产部主管共同分析原因,制订生产、质量要求,实施生产环节品质追踪,对比重做件与原返工件,认真总结,并依据实际案例对员工开展现场培训工作,不断提高义齿质量(图4-58)。

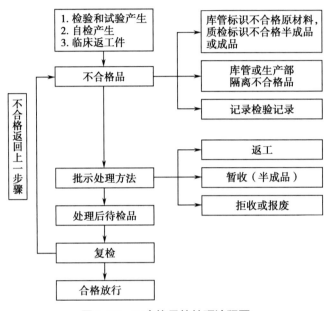

图 4-58　不合格品的处理流程图

　本章小结

　　口腔修复工艺技术是以满足临床需求为前提,精确制作各种口腔修复体及正畸矫治装置的技术。义齿加工企业进行生产流程管理与质量控制,不仅是法规的基本要求,也是制作合格修复体的需要。通过建立流程、规范、标准来提升工作效率,提高产品质量,同时对义齿的生产过程进行约束,使大家完全清楚在修复体制作中需要自己做的节点和在节点位置上所对应的相关操作规范,以及是否达到标准,从而保证整个口腔修复体的制作顺畅高效地运行。

　　为保证义齿的质量,必须对生产的流程进行有效的质量控制。在将原材料加工成修复体的过程中,必须按技术操作规范以及其他规定的要求进行义齿生产。对义齿生产的流程进行有效的质量控制,主要措施包括:建立义齿生产操作规范并严格执行;设置专职的检验试验机构,并规定其职责和权限;制订检验标准及检验规程;进行进货检验和验证;进行过程检验及最终产品的检验;建立不合格品的控制程序等。按照操作规范进行义齿的生产是保障义齿制作质量的前提,严格义齿生产流程关键点的操作规范是控制义齿生产流程质量的有效途径。

　　建立义齿的检验标准并进行有效的检查与考核,是义齿生产流程质量持续稳定改进的重要保证。在义齿的生产过程中,质量管理人员对生产流程中的每一步骤都要进行严格的核查,并负责对每一工序员工进行质量标准的培训与教育,严格把控每一工序的进出件标准,对生产流程实施全程的质量跟踪控制。对原材料的质量控制可从源头上保证义齿的质量。对不合格半成品的质量监管,可防止不合格产品的流出。对临床返工件的质量控制,可分析总结义齿失败原因,及时纠错,保证义齿质量持续改进。通过质检及时发现缺陷,保证义齿质量,降低返工率。对于不合格产品的处理,应由专职质检部门对不合格产品做出判定,并提出处理意见,交由现任技师处理直到产品合格。

思考题

1. 固定义齿的生产流程设计应考虑的因素有哪些?
2. 固定修复模型入件检查包括哪些内容?
3. 完成数字化可摘局部义齿支架的优点有哪些?
4. 试述成品烤瓷冠、桥的检查标准。
5. 不合格品的类型有哪些?如何对不合格品进行处理?

（岳　莉　任　薇　任　华　哈斯达来）

第五章 口腔工艺环境管理与劳动保护

学习目标

1. 掌握：义齿加工部门污染控制；个人劳动保护；口腔技师自我保健。
2. 熟悉：义齿加工部门环境污染与危害；防止意外伤害。
3. 了解：人体工程学的应用；口腔工艺职业特点。

知识拓展

口腔医学技术专业就业前景

该专业就业前景良好，具有专业资格认定的口腔工艺技师远远满足不了社会需求。据 CTI Career search 全美就业统计，2008—2018 年口腔工艺技术人才需求量以每年 14% 的速度增加，这个数值高于其他职业的平均需求量。加拿大就业论坛环球板块（Job Futures National Edition）中将其列为未来就业趋势良好的专业之一。

第一节 义齿加工环境污染与危害

环境是指周围所存在的条件，总是相对于某一中心事物而言的。通常所说的环境是指围绕着人类的外部世界，是人类赖以生存和发展的物质条件的综合体。环境为人类的社会生产和生活提供了广泛的空间、丰富的资源和必要的条件。环境污染指自然或人为地向环境中施加某种物质或能量，超过环境的自净能力而对自然生态和人的健康产生危害。义齿加工部门的污染源于外部和内部两个途径，主要包括生产工艺过程的污染和劳动过程、生产环境的有害因素。

一、生产工艺过程中的污染

根据污染性质可分为物理污染、化学污染和生物污染三种类型。

1. 物理污染 义齿加工部门的物理污染主要来源于生产过程中的光、热、电磁辐射、噪声和粉尘等。

（1）光、热、电磁辐射污染：光污染主要是指不利于技师视觉器官的频闪性日光灯。另外，电弧、焊接熔金、高频离心铸造机工作时产生耀眼的强光也属于光污染，这些都会造成眼底黄斑区的损伤。义齿加工部门的一些设备（如铸造机、微波炉、烤瓷炉和热聚合处理设备等）在工作时散发出热能和电磁辐射，使周围温度升高，操作者感觉不适，甚至有受到灼伤的风险，对技师的健康有一定影响。

（2）噪声污染：噪声分电磁性噪声、机械性噪声、流体动力性噪声。义齿加工部门的许多设备在工作时都会产生噪声，例如牙科电机可达 50～90dB，模型修整机和喷砂机可达 80dB，磨光机可达 83dB，负压吸引器可达 40～95dB 等，这些噪声对听觉、神经、心血管、内分泌、消化等系统及代谢功能都有影响。

（3）粉尘污染：粉尘是指能够较长时间悬浮于空气中的固体微粒。粉尘主要有四种，即有机粉尘、无机粉尘、金属粉尘和混合粉尘。义齿加工部门的粉尘多为混合粉尘，主要来源于石膏模型制作、切割、喷砂、打磨和抛光等工序，形成的粉尘量大、种类多，成分包括石膏、金属粉尘、石英粉、刚玉粉、金刚砂粉、浮石粉、树脂粉、白垩粉、红铁粉、氧化铬和氧化锡粉末等，在铸造时还有蜡和金属燃烧分解形成的烟尘。粉尘进入技师的眼睛可造成不适感，严重时可能损伤视力。此外，粉尘还可被吸入呼吸道导致气管、支气管和肺部的病变，如硅沉着病等。

2. 化学污染　口腔治疗装置的制作过程中需要使用金属熔解、高分子化合物聚合、强酸强碱化学处理等工艺，这些化学反应都可能产生有害物质，对义齿加工部门的环境造成污染。

（1）无机物污染：包括石膏、氨气、包埋材料、金属清洁剂和电解液等酸性或碱性的无机物，在污染浓度超过一定水平，接触时间过长，或是触及眼睛、口腔黏膜等器官的情况下可能造成伤害。锌、铅、铬、镍等金属离子或合金形成蒸汽、粉尘或雾化物容易通过呼吸道被人体吸入，对身体造成伤害。

（2）有机物污染：包括甲基丙烯酸甲酯单体的挥发成分，蜡和树脂燃烧后形成的烟尘等。

3. 生物污染　义齿加工部门的生物污染有些来自周围环境，例如源于空气、自来水中的致病微生物，而具有特殊性的生物污染源主要来自口腔临床患者。义齿加工部门生物污染的微生物种类有：

（1）细菌：口腔细菌有数百种，按形态可分为球菌、杆菌、弧菌和螺旋体等，根据其对氧的耐受性可分为需氧菌和厌氧菌等，按革兰染色法可分为革兰氏阴性和革兰氏阳性细菌。细菌与口腔疾病的关系密切，例如变异链球菌主要导致龋病，厌氧的革兰氏阳性芽孢杆菌可导致各型牙周、牙髓和根尖周围组织的病变。金黄色葡萄球菌是唇痈、疖的主要致病菌，溶血性链球菌是颌面部疏松结缔组织炎的病原菌，铜绿假单胞菌常见于创面，放线菌可引起放线菌病，白念珠菌可引起急性或慢性假膜性口腔念珠菌感染、义齿性口炎和念珠菌白斑等病变。

（2）病毒：口腔疾病患者除了可能携带常见的腺病毒、单纯疱疹病毒、麻疹病毒和腮腺类病毒外，威胁最大的病毒是乙肝病毒（HBV）和人类免疫缺陷病毒（HIV）。乙肝病毒在口腔龈沟液中浓度较高，这些区域容易出血并与唾液混合，使唾液具有传染性。艾滋病患者的唾液中也可发现人类免疫缺陷病毒的抗原和抗体。

（3）其他微生物：口腔微生物除细菌和病毒外，还有支原体、衣原体和寄生虫等，支原体可从感染的根管、牙龈炎和牙周炎的临床标本中检出。牙龈阿米巴、口腔毛滴虫可在不洁口腔及脓肿牙槽的脓液中检出。

生物污染侵入义齿加工部门的途径：

1）从患者口腔内取得的印模沾染大量唾液甚至血液，内含各种致病微生物。临床工作人员可能没有对印模进行彻底清洗消毒就转送至义齿加工部门。

2）临床灌制的工作或研究（寄存）模型，也可以导致生物污染侵入。

3）所有经过患者口腔的物品如暂基托、颌蜡、面弓、试排牙或试冠桥等都有可能沾染患者体液而成为潜在污染源。

4）口腔技师与临床医护人员工作来往的接触可能成为生物污染途径。

5）有些器材（如𬌗架、设计单以及转送工件的容器等）虽然未进入患者口腔，但在临床诊疗中可能被医护人员或患者接触，也可能沾染诊室中悬浮的带有致病微生物的尘埃、飞沫，因而具有间接污染的风险。

二、生产过程的有害因素

生产过程产生影响健康的有害因素包括：

1. 劳动制度不健全、劳动作息制度不合理等。

2. 精神（心理）性职业紧张。

3. 个别器官或系统过度紧张，如视疲劳等。

4. 劳动强度过大或生产定额不当，如作业的安排与生理状况不适应等。

5. 长时间处于不良姿势体位或使用不合理的工具等引起颈椎病、腰椎间盘突出症等。

6. 不良的生活方式，如吸烟、酗酒等，缺乏健康和预防的观念，违反安全操作规范和忽视自我保健。

三、生产环境的有害因素

生产环境是指劳动者操作、观察、管理生产活动所处的外环境，涉及作业场所建筑布局、卫生防护、安全条件和设施有关的因素。常见的生产环境中有害因素包括：

1. 厂房建筑或布局不合理、不符合职业卫生标准，如通风不良、采光照明不足等。

2. 不合理生产过程或管理不当造成的环境污染，如医疗垃圾与生活垃圾未区分，医疗废水未净化处理等。

四、义齿加工环境污染的危害

义齿加工环境被污染后产生的后果直接体现在对口腔技师的健康造成的危害，同时也会对修复体质量造成不利影响。

1. 物理污染的危害　高温环境可导致工作人员出现水电解质平衡紊乱，也可能发生烫伤。耀眼的强光会造成眼底黄斑区的损伤，表现为眼痛、畏光、流泪和视力下降，严重者会引起头痛、眩晕等症状。频闪的日光灯或照度过高过低的灯光均可能发生视力慢性损伤。高频电磁场可以引起神经精神症状，如头晕、头痛、乏力、嗜睡和失眠等症状。噪声对心理的影响主要是使人激动、易怒，进而引起生理方面的紊乱和病变，噪声还能对听觉器官造成损伤,表现为听力下降和噪声性耳聋。

粉尘是义齿加工部门最常见,危害最大的污染源之一。粉尘进入眼睛后可以进入泪囊,引起泪囊炎,大的颗粒可能形成角膜异物,引起患者严重的不适感。经呼吸道吸入的粉尘,一部分被留于鼻腔和鼻咽部,引起一系列刺激症状或慢性炎症,更严重的是细微的粉尘穿过鼻咽进入气管、支气管、小支气管和肺泡,引起咳嗽、哮喘等呼吸系统疾病。一部分粉尘可沉积在肺中形成硅沉着病,使肺的气血交换功能衰退,影响口腔技师的身体健康。

2. 化学污染的危害　首先是直接接触化学物品的部位(皮肤、黏膜、角膜等)可能出现过敏、充血和灼伤等急性损伤或疮、疹、溃疡等慢性病变,伤及眼睛会导致视力损伤。

无机化学物质进入人体可导致各个器官系统的急、慢性病变,如慢性铅中毒(表现为消化不良、中枢神经和周围神经症状、中毒性脑炎等)、锌中毒(由吸入氧化锌雾引起,表现为全身不适、口干和发热等症状)、铬、镍中毒(表现为皮肤铬疮、铬溃疡和过敏性镍痒疹等)。

有机物的刺激和毒性可能造成接触部位的手部皮肤发生变态反应,也可能表现为神经精神症状如头疼、头晕、记忆力下降等,还可能表现为容易疲劳、恶心呕吐、食欲下降和哮喘等代谢功能紊乱症状。

3. 生物污染的危害　主要来自乙型肝炎和艾滋病等血源性传播的疾病。来自临床的印模和模型等物品如残留有乙肝或艾滋病患者留下的体液,技师在操作时皮肤黏膜如有损伤,就存在被感染的风险。污染义齿加工部门的有害微生物还有疱疹病毒、结核分枝杆菌、真菌等,工作人员受到这些微生物的感染可能损害身体健康。

4. 污染对口腔治疗装置质量的影响　由于技师需要全神贯注地长时间工作才能很好地完成口腔治疗装置的制作,因此环境污染造成技师的健康和心理状态变化,显然会对口腔治疗装置的制作质量产生负面影响。在一些情况下,污染对工作质量还可能形成直接影响,例如对制作修复体的材料配方或设备运作稳定性的影响可能降低制品的强度,某些杂质的混入可能影响烤瓷色泽的稳定性和准确性。

如果口腔治疗装置在生产过程中未能很好地控制污染,递送到临床时可能成为污染源,使临床医护人员和患者的健康受到威胁。

第二节　义齿加工环境污染控制

污染控制必须在质量管理体系指导下实施,包含所有用来保护产品、保护工艺设备和保护人员免受污染物危害的各个组成部分,包括物理污染控制、化学污染控制和生物污染控制三方面的内容。

一、制订严格的规章制度

口腔义齿加工部门作为一个医疗器械生产机构,政府有关部门和行业组织已经颁布一系列关于控制各种污染的规章制度。口腔义齿加工部门应该依照国家有关卫生和药品行政管理部门的法律法规,进一步健全与完善相关制度。

1. 制订严格的污染控制和劳动保护制度　依据有关法规,筹建口腔义齿加工部门必须保证具备基本的环境保护和劳动保护措施,如从业人员上岗前身体健康检查、消毒灭菌、防火防尘、防止工伤意外、通风采光和废弃物排放等制度。这些制度不仅在义齿加工部门初创阶段要认真落实,而且应该处于密切监督之下,指定专人负责。

2. 制订材料核查制度　口腔义齿加工部门采用的各种材料必须具有国家有关卫生和药品行政管理部门的许可证及注册证,出厂后使用时间有限制者必须在有效期之内。使用材料前应进行检查,以保证技师、医师和患者的安全。

3. 制订设备操作维护制度　口腔义齿加工部门使用的各种设备均应具备生产厂家的使用说明,应参照说明文件并依据本单位的具体使用情况建立设备操作制度,定期对设备器械进行维修保养。这不仅是为了使用者的安全,也有助于提高工作效率和保证产品质量,延长设备使用寿命。

4. 制订临床有关的物品消毒灭菌制度　鉴于病原微生物可能给口腔技师带来危险,必须建立严格的消毒灭菌制度。对于来自临床的物品,尽管已经采取消毒灭菌措施,但这些物品进入义齿加工部门后仍应视为感染源进行消毒处理,才可进入生产流程中。口腔义齿加工部门制作的装置在转送至临床前也应该进行消毒灭菌。

5. 制订清洁卫生制度　口腔义齿在加工过程中会产生大量废弃物,因此需要建立每一成员、每一岗位的清洁卫生制度。整洁的环境有助于振奋工作人员的精神,使操作井然有序,提高工作效率与工作质量。废弃物亦应严格遵照有关规定进行处理排放。

二、物理污染的控制

1. 对热、电磁和光污染的防护　可选用无频闪荧光灯,以减少对人眼的伤害。焊接和铸造时应戴暗色护目镜做好眼部防护。工作室内设备布局要合理,铸造、焊接和产生高温的设备应单独安排房间与其他部门分离,避免有害物理因素对无关人员的影响。要注意设备的保养和维护,使其正常运转,使用者应严格执行操作规范,采取必要的防护措施。

2. 对噪声污染的控制

(1)采用低噪声的材料和机器设备,是降低噪声的关键。

(2)室内布局合理、宽敞,使用消音、隔音、吸音设施。

(3)调试和保养好机器设备,保证机器设备在良好的润滑条件下工作。

(4)选择适合的磨具,降低噪声的强度。

(5)合理安排机器设备的使用频率,合理调整工作程序,防止多种噪声或同种噪声的叠加与混杂。

(6)个人防护(见第五章第三节)。

3. 对粉尘污染的控制　产生粉尘污染的主要环节包括打磨、抛光和喷砂等。采取的防护措施包括:

(1)吸尘:安装中央除尘系统,系统由吸尘器主机、吸尘管道、吸尘插口、吸尘组件组成。中央除尘方式通过技工台吸尘口将粉尘完全排至室外的积尘桶内。由于管路处于全密闭状况,因此粉尘在输送过程中与室内环境隔绝不会造成二次污染,确保了操作环境的清洁。

(2)密封:模型修整、切割和喷砂等产生大量粉尘的工作应尽量在密闭的柜机内进行操作。

(3)湿法工艺:在可能的情况下采用湿法进行模型修整和粉碎(修整模型时喷水,粉碎前将模型铸型浸水)、打磨和抛光(用水浸湿石英砂等磨料)工艺,可显著减少粉尘污染。

(4)个人防护(见第五章第三节)。

三、化学污染的控制

化学污染防护的要点是密封和通风,同时做好个人防护。

1. 化学污染源的密封措施　义齿加工部门的化学污染源包括可挥发性的有毒性物质和生产过程中加温燃烧产生的烟雾等。对于可能产生这类问题的材料平时应装在密闭容器内,最好有专门的房间存放。使用时要尽量避免有害气体在义齿加工部门内扩散。可采取的措施如下:

(1)箱型电阻炉应安放在相对密封的空间,安装助燃气,并配有排风装置,以便蜡烟排放,防止蜡烟扩散(图5-1)。

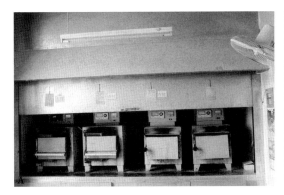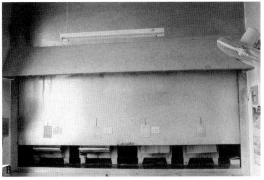

图5-1　箱型电阻炉及其密封的空间
A. 敞开　B. 关闭

(2)电解、酸洗等设备应尽可能缩短开启时间,避免有害气体逸出。

(3)在密闭的具有排风装置的专用玻璃柜内(技师的手可以从两个袖套伸入)进行甲基丙烯酸树脂调板和涂塑赋形操作。

(4)装盒填胶、包埋烧圈和铸造等大量产生有害气体的操作要在独立房间操作,与义齿加工部门其他部分隔开。

2. 化学污染源的通风措施　义齿加工部门的良好通风是基本的工作条件,送风和排风要达到每一个角落,有害气体排放量大的房间和设备要安装大功率强排风设备,这些设备可以与污染源设备形成联动,即后者使用时前者跟着启动,确保有害气体迅速排出。

通风排污需注意有关法规,如果被排放的物质要求进行无害化处理,应严格执行。

3. 个人防护(见第五章第三节)。

四、生物污染的控制

(一)内源性生物污染的控制

1. 口腔技师健康检查　为防止口腔技师成为生物污染的传染源,首先在招聘时应对受聘者进行全面的健康检查,以免聘用有类似乙肝、艾滋病等传染性疾病的员工。其次,要做好在职人员的定期健康检查和日常监控工作,杜绝在工作过程中出现生物污染的可能性,从而达到有效的生物污染控制。

2. 环境卫生的维护 良好卫生环境可以消除致病微生物繁衍，从而降低内源性生物污染的危险。

（1）空气污染的控制：空气中的细菌除了存在于飞沫外主要附着于微尘上，故应保持室内空气清洁。通过设计良好的送风、排风系统，采用空气调节设备及层流设施保证新鲜空气流动，减少空气中飞扬的微尘和细菌的数量。

（2）房屋设计：义齿加工部门间隔的规划、设计除考虑对噪声、粉尘的阻隔外，还应具有防止细菌扩散的作用。内部装修设计应考虑地面、墙壁、天花板和工作台表面采用抗尘力强又便于清洁的坚硬少孔隙材料。

（3）注意保持室内卫生：桌、椅、柜架表面要保持清洁，工作台表面和设备上要确保没有碎屑灰尘残留，每天进行清洁，每周至少用消毒液消毒 1 次，浸泡器械的容器每周擦拭 1 次并更换消毒液。

（4）定期消毒：所有器械定期消毒，能够进行灭菌处理的物品应该进行灭菌处理。对工作间可以用紫外线消毒或采用化学药物消毒（可用喷雾及气体熏蒸的方法，用 1% 含氯石灰清洗液或 0.2% 过氧乙酸溶液行空气喷雾，或用乳酸、甲醛溶液加热熏蒸。

（5）加强废弃物的管理，严防污染扩散：被体液浸湿或污染的固体废弃物应密封，严防污物外溢，口袋外贴上醒目标志，依据卫生主管部门指引集中销毁。

3. 器械和磨头等的消毒 义齿加工部门对所用器械和工具可以采取酒精擦拭、消毒液浸泡和高温高压灭菌消毒。

知识拓展

　　临床工作中对使用过的调拌刀、雕刻刀、𬌗架、面弓和𬌗叉等器械进行高压蒸汽灭菌。高压蒸汽灭菌法分双重消毒和分类包装消毒两种。双重消毒指对所有使用过的器械先以含氯消毒剂浸泡消毒，用水冲干净、擦干、上油后再进行高压灭菌。分类包装消毒则是将器械分类后放入不同的布袋内进行高压灭菌。对不耐高压灭菌的器材或磨头，可采用高效快速灭菌剂消毒，方法是将物品浸泡前反复冲洗，去除残留的可见污染物，在常温下用 2% 戊二醛浸泡消毒 30 分钟，灭菌 6~10 小时。对于体积小或是有利刃的小器械，也可使用含氯消毒剂，浸泡消毒后用灭菌的蒸馏水冲洗后使用。

4. 修复体转送临床前的消毒 成品义齿用专用消毒柜消毒。树脂义齿和贵重合金也可以使用次氯酸钠溶液浸泡消毒，转送临床前冲洗干净。

（二）外源性生物污染的控制

1. 来自临床物品的流程控制 来自临床的印模、模型、咬合记录、面弓、𬌗架、试排牙蜡型、试冠、试桥、试支架、容器和设计单等物品进入义齿加工部门后，由专人进行彻底的消毒灭菌。未经消毒灭菌，其他人不得接触，也不得携带到其他地方。

2. 消毒灭菌技术 消毒是指通过物理或化学方法消除或杀灭除芽孢以外的所有病原微生物，使其达到无害程度的过程。灭菌是指用物理或化学方法去除或灭杀全部微生物的过程，包括致病微生物和非致病微生物，也包括细菌芽孢和真菌孢子。

（1）物理消毒灭菌法：常用方法包括加热、光照和微波消毒灭菌法等。

1）加热消毒灭菌法：通过加热破坏微生物的蛋白质、核酸、细胞壁和细胞膜，从而导致其死亡，是应用最早、效果可靠、使用最广泛的方法。分干热灭菌法和湿热灭菌法两类。

干热灭菌法是使用特制的烤箱或是直接在火焰上烧灼，适用于在高温下不变质、不损坏、不蒸发的器械，如探针、镊子、弯盘和托盘等。

湿热消毒灭菌法是用饱和水蒸气、沸水或流通蒸汽进行灭菌的方法。由于蒸汽潜热大，穿透力强，容易使蛋白质变性或凝固，所以该法的灭菌效率比干热灭菌法高，包括煮沸消毒法和压力蒸汽灭菌法等方法，适用于耐高温、耐高压、耐潮湿的物品，如各类器械、敷料、搪瓷、橡胶、玻璃制品及溶液等的灭菌，主要用于不耐高热的物品（如塑料制品、橡胶制品等）的消毒。

2）光照消毒法：又称辐射消毒，主要是利用紫外线使菌体蛋白质发生分解变性而致其死亡，是目前义齿加工部门对临床物品消毒灭菌常用的手段之一。分为紫外线灯管消毒和臭氧灭菌灯消毒两种方法。①紫外线灯管消毒法：使用的是 C 波紫外线，其波长范围一般为 200～275nm，杀菌作用最强的波段为 250～270nm，紫外线可破坏微生物的 DNA，使 DNA 失去转换能力而死亡，可杀灭多种微生物，包括杆菌、病毒、真菌、细菌繁殖体和芽孢等。由临床转送来的模型等固体物品可采用紫外线灯管消毒法杀灭危险性高的乙型肝炎病毒和人类免疫缺陷病毒等。通常采用 30W 紫外线灯管，有限距离为 25～60cm，消毒时将物品摊开或挂起，使其表面受到直接照射，照射时间为 20～30 分钟。②臭氧灭菌灯消毒法：臭氧灭菌灯内装有臭氧发生管，在电场作用下，将空气中的氧气转换成高纯臭氧。臭氧氧原子的氧化作用破坏微生物生物膜结构，以实现杀菌作用。臭氧能与细菌细胞壁脂类双键反应，穿入菌体内部，作用于蛋白和脂多糖，改变细胞的通透性，从而导致细菌死亡，此外还作用于细胞内的核物质。其主要用于空气、水和物品表面的消毒，可灭杀细菌繁殖体、病毒、芽孢、真菌，并可破坏肉毒杆菌毒素。

3）微波消毒灭菌法：是利用电磁波的高频交流电场使物品中的分子极化，温度迅速上升而达到消毒灭菌的作用。微波可以杀灭各种微生物，常用于耐热非金属材料器械的消毒灭菌。

（2）化学消毒灭菌法：凡不适用于热力消毒灭菌的物品（如印模、化学仪器、金属锐器和塑料制品等）可考虑选用化学消毒灭菌法，其原理是使菌体蛋白凝固变性，酶蛋白失去活性，抑制细菌代谢和生长，或破坏细菌细胞壁结构，改变其通透性，使细胞破裂、溶解，从而达到消毒灭菌的作用。

1）浸泡消毒：是目前最常用的印模消毒法，将印模先用流水尽量冲洗去除表面残留的患者体液，然后在消毒液中浸泡至规定时间，再用流水冲去消毒液后灌注模型。常用的消毒液主要有戊二醛、次氯酸钠、碘伏和酚液等。浸泡消毒的优点是消毒效果好，通过改变其浓度及浸泡时间，可以达到完全灭菌的效果。其缺点是可能破坏印模表面微细结构而影响其精确性。浸泡消毒适用于疏水性的聚酯橡胶、聚硫橡胶、缩合型硅橡胶及加成型硅橡胶制取的印模，但应注意对于精度要求高的印模需严格控制浸泡时间。此外，还可用于冠桥、支架、蜡𬌗记录等固体物品的消毒。

2）喷雾消毒：在冲洗干净、甩干的印模上均匀喷上一层消毒剂（次氯酸钠或二氧化氯等），放入相对湿度为 100% 的密闭容器中达到规定的消毒时间，取出后用流水冲洗甩干灌注模型。喷雾法对印模的尺寸稳定性影响较小，但消毒效果不如浸泡法，适用于亲水性的藻酸盐印模。

3）熏蒸消毒：对于石膏模型和试戴后的义齿蜡型或冠桥除可选用紫外线及浸泡消毒方法外，还可以考虑采用环氧乙炔熏蒸法，该方法可以更有效地杀灭深入物品内部的微生物。蜡型等可能需要再次与口腔黏膜接触，应用无菌蒸馏水冲洗干净后转送临床，避免残留的消毒剂对患者的损害。

化学消毒剂的成分和剂型多种多样，可依据消毒灭菌的物品的特性加以选择。

五、特殊物品和废弃物管理控制

1. 锐器物品的管理　统一管理回收。
2. 沉淀物的管理　石膏包埋材的管理，使用沉淀池。
3. 废弃物的管理　电解液、镀金液、腐蚀物品统一回收管理。
4. 危险物品的管理　酒精灯、易燃易爆气体统一存放管理。

第三节　口腔技师的劳动保护

劳动保护就是依靠技术进步和科学管理，采取技术和组织措施，消除劳动过程中危及人身安全和健康的不良条件与行为，防止伤亡事故和职业病，保障劳动者在劳动过程中的安全和健康。

一、防止意外伤害

在义齿加工部门的工作中有许多可能发生意外伤害的环节，如电击、高温烧伤、化学灼伤、扭伤、擦伤、刺伤、割伤等。意外伤害给技师带来痛苦，暂时或永久地影响其劳动能力，严重者甚至威胁其生命安全，必须加以重视及防范。

（一）严格遵守操作规程

义齿加工部门每一台设备的操作都应依照生产厂家的说明并结合本单位的具体情况建立操作规程，在工作中必须严格遵守。对于一些风险性较高的工作岗位，必须经过系统培训才可上岗，其他人员不得擅自操作。

（二）操作过程中伤害的防范

1. 高温操作　包括使用火焰加温工具或设备，如铸造机、烤瓷炉、热聚合设备、电热工具和焊接工具等（图5-2），这些操作造成烫伤的可能性较大。浅的烫伤可立即用冷水冲洗，较深者需涂布烫伤膏，大面积和/或深度的烫伤应及时送医院治疗。

2. 打磨操作　打磨时容易发生意外伤害，主要包括以下几个环节：

（1）旋转器械造成的刺、割、擦伤，防范措施是持工具和工件的手始终形成稳定可靠的支点（图5-3），避免悬空式的握持，同时要高度集中注意力。

（2）工件打磨时过热造成的烫伤的防范措施是采用点磨方式控制产热，必要时注水降温。

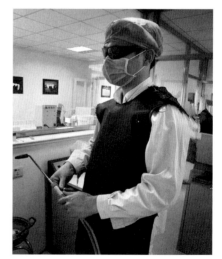

图5-2　高温操作的防护

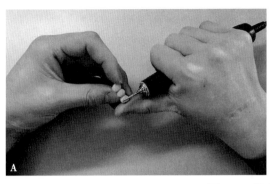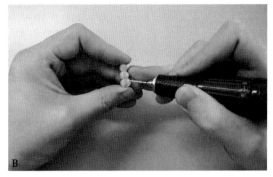

图5-3 打磨操作的支点

A. 握持式支点 B. 执笔式支点

（3）打磨时飞进的碎屑造成损伤，尤其在进入眼睛时更危险，防范措施是在打磨时佩戴护目镜或设置防护挡板（图5-4）。

3. 接触腐蚀性化学制剂的操作 在取用或向设备容器中添加强酸性、强碱性化学制剂时发生泼洒、溢出，或是用化学制剂处理工件时不慎触及皮肤、黏膜和角膜均可造成灼伤。其防范措施是严格按照要求操作，一旦发生化学性烧伤，立即用大量流动自来水冲洗创面15～30分钟，浸泡或用多层湿布覆盖创面。烧伤严重者应及时送往医院救治。

4. 锐利器械的操作 使用具有锋利刃口的工具要掌握稳固支点，最好用刀刃向外方向切削，每次切的量不要过大，以便控制力度。弯制卡环时由于用力控制不当可能造成钢丝滑脱刺伤手指和其他部位。切断钢丝时发生崩飞易伤及自己或他人，也需要注意防范。

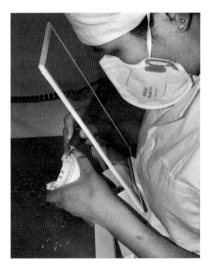

图5-4 防护挡板

（三）电击伤害的防范和处理

义齿加工部门的用电设备比比皆是，这就形成了遭受电击伤害的潜在风险，必须随时注意防范，一旦发生应及时和正确处理。

1. 用电线路的铺设 义齿加工部门的用电线路必须有安全合理的设计方案并由专业人员铺设，做好漏电保护等安全措施。

2. 用电设备正确安装和定期检修 严格按照厂商的指引说明安装用电设备，由专业人员或经过有关培训的人员定期检查维护，发现故障异常及时排除。

3. 操作区域和个人防护 漏电风险较高设备的操作区域铺放绝缘地板，操作者使用绝缘手套等个人防护措施（图5-5）。

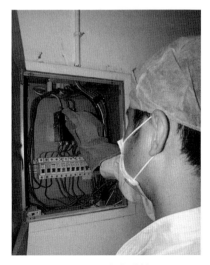

图5-5 个人防护

4.电击伤害的处理 义齿加工部门应对所有员工进行心肺复苏急救的培训,以便在第一时间对伤害严重者采取抢救措施。一旦发生电击伤害,应立刻切断电源(如果漏电保护未启动)、拉开触电者(可用干绳子、布单等套在触电者身上将其拉出,严禁用手直接拉触电者,以防引起连锁触电)。严重电击伤害的主要临床症状是心跳、呼吸停止,应尽快实施心肺复苏抢救。

二、人体工程学的应用

人体工程学是一门研究人在某种工作环境中的解剖学、生理学和心理学等方面的各种因素,研究人和机器及环境的相互作用,研究在工作中、家庭生活中和休假时怎样统一考虑工作效率、人的健康、安全和舒适等问题的科学。

人工光源的光照度、方向和色谱等因素对于口腔技师的工作效率、工作质量和视觉器官的健康都有着重要的影响。因此无论是整个房间还是工作台局部均应有良好的照明。口腔技师进行高精度操作时,除了良好照明,还需要在技工放大镜等特殊装置下进行。

(一)光照条件

口腔技师在进行观察、操作时视线和注意力高度集中,如果没有良好的照明条件和规范的操作体位,易导致视觉和身体疲劳、降低工作效率等不良后果,长此以往甚至可能造成视力和其他机体功能的损伤。

目前由专业厂商提供的技工台一般都充分考虑了人体工程学相关因素,对照明进行了较合理的设计。如果没有使用专业技工台,就需要选择和设置光源,口腔技师操作时,桌面照度应不低于350lx,过弱的照明可能导致视力受损,过强的光照会导致视觉疲劳。对于多数用右手操作的技工来说,光源最好处于后上方偏左处,这样既可以减少对眼睛的直射刺激,也能避开操作时的阴影。另外,还应注意人工光源的色谱对色彩准确性的影响。

口腔技师周围环境(如技工台、墙壁等)采用淡蓝、淡绿色有助于视觉系统保持良好状态,减缓视觉疲劳。而长时间处于鲜艳的橘黄和红色背景下则会影响辨色能力。

(二)操作体位

口腔技师在操作时应采取规范的操作体位,背直立有依托,这样才能不会疲惫,可避免损伤。口腔技师在观察时如果感到视物不够清楚,往往会下意识地低头弯腰靠近,这是形成不良体位的主要原因,应通过改善照明和使用放大镜等方法解决。

放大镜的应用:随着种植义齿、精密附着体和口腔美容修复等精确度要求更高的治疗项目的开展和普及,口腔放大镜在义齿加工部门的应用也越来越广泛。使用放大镜可以提高操作准确度,减轻视觉疲劳。

义齿加工部门常用的有尺寸较大台式(图5-6)和头戴式放大镜(图5-7),这类放大镜的优点是价格低廉,视野比较开阔,不需要调节,可以由多个使用者共用。

口腔技师操作过程中,工件与眼的距离为25~40cm。对于一个视力正常的口腔技师来说,放大2~3.5倍即可满足一般操作需要,如果进一步增加放大倍数,视野和景深就会缩小,在一些情况下反而不利于操作。高倍口腔放大镜可将物体放大5~10倍(图5-8),放大10倍以上称为口腔显微镜(图5-9),由于高倍口腔放大镜(或口腔显微镜)的体积大,需要有支架支撑,用于一些需要特别精细操作的操作。

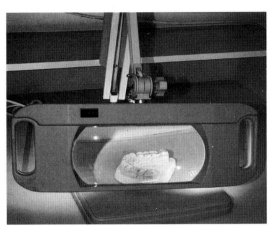

图 5-6 台式放大镜图

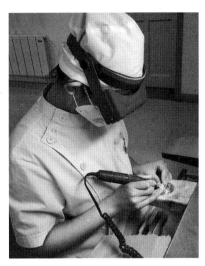

图 5-7 头戴式放大镜图

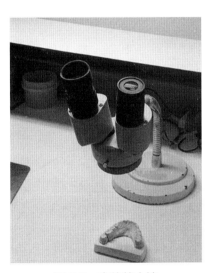

图 5-8 高倍放大镜

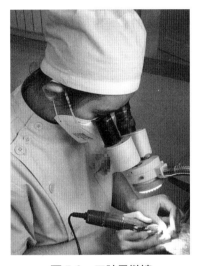

图 5-9 口腔显微镜

（三）技工台和座椅

口腔技师如果体位不正确容易导致软组织劳损、脊柱弯曲变形和视力减退等疾病的发生。为了减少造成口腔技师身体慢性伤害的风险，设计合理并且可根据个体条件调节的技工台和座椅是非常有必要的。技工台一般为统一规格，通过调节座椅高度适应个体要求，在背部形成依托，形成放松的合理体位（图 5-10），才能长时间工作不疲劳和避免损伤。

（四）工作平台和储物柜

义齿加工部门的各种设备大都放置在工作平台上，平台的高度应方便技师安全有效的操作，平台的面积应足够摆放有关的工件和辅助器械。材料、器械在工作平台上的摆放位置最好与操作步骤顺序一致，以便制作过程有条不紊地进行（图 5-11）。

储物柜的设置既要考虑方便，也要考虑安全因素，例如重物不要放置在过高位置，易燃物要远离热源等。

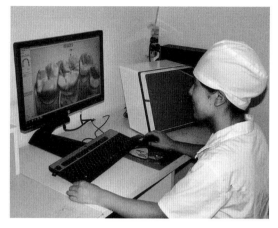

图 5-10　正确体位

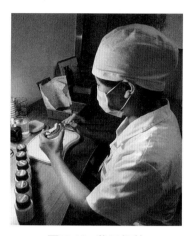

图 5-11　物品摆放

三、个人劳动保护

针对口腔技师的工作特点，个人劳动保护用品的配置是个人劳动保护的一个重要环节。

1. 护目镜　用于防止异物飞溅伤及眼睛，要求在其侧面有护板防止异物从旁边飞入。视力正常者配平光镜，需矫正视力者镜片需进行相应处理。在焊接、铸造等强光下操作时采用深色镜片。

2. 技师专用放大镜　能减轻视觉疲劳，保护口腔技师的眼睛，同时还能放松头颈和躯干姿势，有利于全身的健康。

3. 手套和口罩

（1）手套：口腔技师使用的手套分为多种类型，薄的乳胶手套可以防止化学物质灼伤，较厚的橡胶手套可以防止电击和机械刺割伤，厚的棉质手套可以防止热烫伤等。

（2）口罩：在打磨抛光、铸造、电解加工等产生粉尘或有害气体的工作环节应佩戴口罩操作。

4. 耳塞　在高噪声环境中戴耳塞可以减少噪声 15～40dB，对保护口腔技师的听力很有帮助。在高噪声环境中工作的人员最好定期轮换，避免对听力造成永久性损伤。

四、口腔技师自我保健

口腔技师必须了解自身职业特点，增强自我保健意识，采取有效的预防措施，以保证口腔技师的身心健康。

（一）口腔医学技术职业特点

1. 跨越多个学科　口腔医学技术是集口腔医学、人体工程学、美容医学、材料学、物理学、化学、生物学等众多学科于一体的特殊专业，对口腔技师知识水平的全面性要求较高。

2. 责任心强　口腔医学技术是为口腔临床服务的，因此要求口腔技师在有限的时间内必须保质保量完成临床医师要求的修复体制作任务。由于工作性质有着明显的被动性，工作时间无法十分合理地分配，有时必须延长工作时间，而且口腔技师在制作各种修复体时，既费脑力，又耗体力，因此要求具有极高的职业素质和极强的责任心来完成修复体的制作。

3. 创造性强　口腔医学技术是一门具有创造性的专业，需要口腔技师根据临床需要，发挥自己的想象力和创造力。在已有专业理论指导下，可以像艺术家一样对所做产品进行设计，完成一个人体器官的个性化制作，以满足不同患者的需求，还能通过提高患者生活质量获得内心满足感。因此口腔技师不仅是医学技术工作者，更是艺术家。

4. 工作姿势受限　口腔技师操作时由于受方向、角度、照明等条件的限制，常常需要在弯腰、曲背、低头的姿势下工作，有时甚至固定在一个姿势下很长时间连续工作。

5. 精力高度集中　口腔技师主要依靠手工操作，技术性强、精密度高，这就要求技师工作时必须专心致志，保持精力的高度集中，才能按要求完成任务，因此会造成精神紧张和视觉疲劳。随着 CAD/CAM、3D 打印、激光烧结等技术在口腔工艺领域的应用，口腔技师的工作压力将逐步得到缓解。

6. 接触有害物质　口腔技师在工作中经常受到物理污染、化学污染及病原微生物等的危害，如不注意防护将严重影响口腔技师的身体健康。但随着义齿加工部门环境、设备、技术条件的改进，口腔工艺职业安全问题正在逐步得到改善。

7. 就业前景好　随着社会的进步与发展，人们对口腔医疗保健的认识越来越高，而人口老龄化需要更多的口腔医学技术方面的人才。另外，经验丰富的口腔技师既可以从事本专业工作，或成为义齿加工部门负责人，也可在医学院校担任口腔医学技术专业教师，还可从事口腔修复材料、器械和设备的研发和销售工作。因此，口腔医学技术是一门具有良好发展前景的专业。

（二）口腔技师自我保健

1. 眼的保健　长时间工作要注意工间休息，做眼保健操。

2. 头、颈、臂的保健　技师操作精细而复杂，为了获得更好的直视，头部往往发生扭转、前倾以接近工件，同时手臂水平提高，易引起臂、颈和上背部疲劳、疼痛，同时伴有咳嗽、恶心等咽部疾病的症状，有时还会引起食欲不振、精力不济等全身症状。临床检查会发现，第 7 颈椎有压痛、上背部肌肉压痛等。预防措施是纠正不良的操作姿势，注意工间休息，做工间操，加强体育锻炼，并辅以理疗和按摩。

3. 腰、背的保健　坐姿较站姿腰部肌肉的紧张度增加，脊柱的腰椎间盘压力增加，尤其是不良的坐姿可加速疲劳的产生。不良的坐姿是产生腰背疾病的危险因素，不同的坐姿会改变椎体不同部位的负荷，长期固定的坐姿会造成脊柱某一段的椎体压迫椎管而出现疼痛、僵硬、疲劳、震颤、颈肩上肢虚弱、发胀、麻木等症状。

腰、背保健主要从以下几个方面进行：①预防教育，提高技师人员的保健意识；②控制劳动负荷量，避免脊柱过载，工作时间不宜过长，长期从事坐姿的工作要定时站立活动，做工间操；③改正不良的姿势，不要过分前倾；④加强锻炼，强有力的背部肌肉可防止腰背部软组织的损伤。

4. 腿部的保健　技师在打磨时，常使用固定的单脚踏开关，久之会引起腿、脚劳损、疼痛等，继而形成单腿肌肉发达，出现运动不协调、运动障碍、双腿不均衡等症状。要注意改变用脚的固定习惯，或经常变更机器的使用模式，多做腿部按摩。

5. 手、腕的保健　口腔技师的工作用手操作多，长时期的重复运动会引起损伤，常见症状和疾病有手腕部强直、麻木、疼痛以及腱鞘炎、肩周围炎和关节炎等。防治原则是做工间操，经常按摩、理疗、保暖。

本章小结

　　口腔工艺技师既是脑力劳动者,又是体力劳动者。本章主要阐述了义齿加工部门在各生产环节中产生的有害因素的污染、污染的危害、污染的防护措施及口腔技师的劳动保护。特别是对物理污染、化学污染、生物污染的控制进行了重点的介绍,以便学生在以后的实际工作中做好个人的防护。本章还详细介绍了口腔技师自我保健的内容,让学生学会在劳动中如何保健。

思考题

1. 口腔工艺职业的特点有哪些?
2. 义齿加工部门的环境污染包括什么?
3. 义齿加工部门污染对工作人员的健康危害有哪些?
4. 如何科学有效地控制义齿加工部门的污染?
5. 在劳动过程中如何做好个人防护?

（昭日格图　李晓东　高　山）

第六章 医技交流与合作

学习目标

1. 掌握：医技交流的概念、目的和内容。

2. 熟悉：医技交流的方式、时机及交流模式；设计单的功能和要表达的内容；不同种类修复体医技交流的交流内容。

3. 了解：医技交流不足的原因及医技交流过程中双方应持的态度。

第一节 概 述

口腔修复工艺学是口腔修复学的一个分支，它主要研究口腔修复体的制作技术及口腔修复材料的使用。它的主要目的是配合口腔修复医师为患者制作各类口腔修复体，为患者的口腔健康服务。在为患者进行口腔修复的工作中，两个重要的参与者是口腔修复医师和口腔修复技师，他们在整个修复过程中起着重要的作用。尽管他们的分工不同，但他们的工作目的是一致的，即相互合作将修复工作做好。为了达到这个目的，他们需要在工作过程中了解对方的工作程序，交流各自的想法和要求，口腔修复医师与口腔修复技师通过一定的方式，交流各自的想法和要求的过程，就是医技交流。

在常规口腔修复的过程中修复医师和技师承担各自不同的工作内容，在修复治疗的各个阶段都需要医师和技师的交流和合作。患者到口腔修复门诊就诊时，修复医师在检查了患者的口腔情况后，需要为患者提供修复设计方案。此时，修复医师不仅要考虑患者的口腔情况，还要考虑技师的制作能力，即医师的设计要求技师能否顺利完成，然后为患者制订一个切实可行的设计方案。在这个过程中，修复医师经常需要征求技师的意见，因此在制订设计方案时需要医师和技师进行信息交流。在设计方案制订完成后，医师按照设计方案对患者进行必要的牙体预备，制取印模，灌制模型，并填写好指导技师进行修复体制作的设计单，将模型与设计单一起转入义齿加工部门。义齿加工部门的技师在收到模型和设计单以后，首先要了解修复医师设计制作的修复体的种类、设计方案以及使用的材料种类，还要了解修复体的完成时限，并依据设计单检查模型是否完整、清晰，设计是否合理，咬合记录是否稳定、明确，收费是否足额等，如发现以上项目不清楚时，需要与医师沟通。然后，技师按照医师的设计,在模型上完成修复体的制作。在制作过程中,当技师发现其他问题时,应及时与医师沟通交流并处理问题,保证修复体顺利制作完成。在修复体完成后,将修复体与设计单一起转入修复临床。修复医师在临床上为患者试戴完成的修复体时,如发现修复体存在问题,也要与技师及时沟通,了解和探讨出现问题的原因以便解决,并在今后的工作中避免发生类似的问题。

由此可见,医师与技师的沟通交流几乎存在于整个修复过程的始终,没有医技的良好沟通交流,就不可能很好地为患者进行修复治疗,特别是当患者的情况异常复杂的时候更是如此。所以说,医技交流对口腔修复的完成是非常重要的。

一、医技交流的目的和意义

为了能够为患者制作出完美的修复体,医技双方的交流是必不可少的,近年来,医技交流也越来越密切,一般来说,医技交流可以达到以下几个目的。

1. 使技师能更清晰地了解临床的设计要求。在修复体制作过程中,医师对患者的口腔情况有一个全面的认识,他们的设计是在充分考虑了诸多因素后确定的,而技师面对的只是模型,无法了解患者的全面情况,若没有有效的沟通,有时技师会对医师的设计不理解,完成的修复体可能达不到修复医师的设计要求。通过有效的医技交流,可以避免这种情况的发生,医师能够使技师清晰地了解自己的设计理念,完成的修复体会更符合患者的实际情况。

2. 使医师能更全面地了解制作程序。通过医技交流,技师还可以让医师更加全面地了解义齿的制作程序以及现在修复工艺的优势和局限性,使医师的考虑更全面,设计更合理。

3. 促使医技双方技能水平得到提高。通过医技交流,可以分清义齿制作过程中医技双方的责任,促使医技双方为避免发生修复失败,更好地提高自己的操作技能。

4. 使新技术、新方法的使用更合理,流程更顺畅,效果更理想。目前,新技术、新疗法不断涌现,每一种新技术、新疗法在实践过程中都需要不断地摸索它的使用方法及注意事项。通过良好的医技交流可以使新技术、新方法的使用更合理,形成行之有效的工作流程,有助于新技术、新方法在修复临床的使用,也使医技双方有意愿去尝试新技术和新方法。

二、医技交流的内容

医技交流在提高医师的诊疗和义齿加工技术方面具有重要的意义,通常情况下,医技交流的内容主要包括以下几个方面。

1. 医师和患者的一般情况　修复门诊和义齿加工部门分属于不同的单位,为了义齿修复工作的追踪和质量的监督,以及模型和修复体在修复门诊与义齿加工部门的转送,首先应在随模型转送到义齿加工部门的修复体设计单上注明修复门诊和患者的一般情况,包括:修复门诊的名称、修复医师的姓名及联系方式,患者的姓名、年龄、性别及患者的联系方式等,以便技师与医师联系时使用。

2. 有关修复体的设计　修复医师须注明修复体的种类及使用材料,并在设计单上画出修复体的设计图,由于不同的医疗单位在设计单的设计上有轻微的不同,因此为避免产生误解,还应在设计单的空白处或留言栏内对修复体设计进行必要的补充说明。此外,还要注明牙齿的形态和颜色、修复体的完成时间和加工费用，最后还要注明随模型转送到义齿加工部门的其他物品，例如咬合记录、附着体部件、种植基台、旧义齿等。

3. 有关修复体制作的情况　在修复体制作完成后，修复体与设计单一起要转送到修复门诊，义齿加工部门要在设计单上注明义齿的制作人（如为流水线式的义齿加工模式，也应注明每一步骤的制作人）和质量检测人员的姓名及产品检验合格章，以及制作技师对修复体需要说明的情况，如多个固定修复体的戴入方向和顺序等，最后还要注明随修复体转送到修复门诊的其他物品，包括附着体部件、种植体钥匙及附件、旧义齿等。

4. 医技双方针对修复体制作的交流　技师在接到模型和设计单后，如对模型质量或设计单上的设计有不明确的地方，也应及时向医师询问。医师在接到修复体和为患者佩戴修复体的过程中发现修复体的问题，也应向制作技师询问和指出。

5. 新技术、新方法应用过程中医技双方的交流与配合　现代口腔修复专业不断有新技术、新方法的涌现和应用，这些新技术、新方法对医师和技师而言都是陌生的，都没有形成可遵循的修复程序。要想使它们在修复临床得到广泛的使用和开展，必须依靠医师和技师的研究和交流，甚至需要患者的配合。这就需要医技双方充分及时的沟通交流，使这些新技术、新方法的使用规范化。

三、医技交流的方式

医技之间顺畅的交流对修复工作的顺利完成非常重要。现在医师和技师通常采取以下的方式来进行交流。

1. 面对面的交流方式　这应该是最早应用、效率最高的交流方式。在最早的修复工作中，修复体是医师自己制作的，随着修复工作量的不断增加，医师自己完成这些工作有困难，需要请人来帮助自己完成修复体制作工作，这就出现了最早的技师。那时医师和技师的交流都是采用面对面的方式。随着医技双方配合制作的修复体越来越多，医师和技师的默契程度也越来越高，医师只要在纸上将自己的意图写或画出来，技师就能够按照医师的要求完成修复体，这就出现了最早的设计单。虽然设计单能行使大部分医技交流的功能，但仍不能完全取代医技双方面对面的交流。时至今日，面对面的交流仍是医师和技师最有效的交流方式，这种方式的交流最直接、最充分，效率也最高。

2. 通过设计单的交流方式　随着修复医师和修复技师的分工日益明确，他们的工作程序也日益规范化，医师和技师间可以通过修复体设计单（也有叫委托加工单等）来进行交流。医师可以在设计单的牙列图上按照与技师约定的画法将自己的设计画出来。技师在模型上比照设计单上的设计图即可清楚地领会修复医师的设计方案，并制作出与修复医师设计方案一致的修复体。这种交流形式简单、有效，直到今天它仍是口腔修复行业行之有效、广泛应用的方法。现在，随着修复体种类和修复材料的不断增加，设计单变得越来越详细了，涵盖的内容也越来越多，但仍不能满足医技交流的需要。例如有些美容修复的病例，有些医师甚至还要与设计单一起附上患者的牙齿照片，用来辅助设计单上标注的患者的牙齿比色信息等。

3. 电话交流方式　为了弥补设计单的不足和面对面交流所受空间的限制，在工作中，很多修复医师和技师使用了电话交流的方式，医师和技师比照着设计单和模型，医师详述自己的设计方案，技师咨询自己不清楚的地方，直接有效地进行医技间的交流。

4. 现代网络的交流方式　现在网络功能的不断强大和普及，又为医技交流提供了一个新的渠道。医师和技师可以通过电子邮件及其他网络手段进行着几乎等同于面对面的交流。由于网络的出现，不仅带来了医技交流的便利，还带来了修复临床工作方法的改变：如瓷修复的比色在临床可以使用比色仪，比色仪的比色数据可以通过网络传给技师，为患者制作出更逼真的瓷修复体；现代的计算机辅助设计和辅助制作技术，可以在修复临床使用口内扫描仪获取患者的口腔信息而无需制取印模，然后将这些信息通过网络传递给义齿加工部门，义齿加工部门即可用 3D 打印技术打印出患者的模型，技师在模型上便可制作修复体而无需模型传递。

四、医技交流的模式和时机

医技双方可以通过各种不同的模式来进行交流，可以是个别医师与特定技师的交流；可以是擅长于某个项目的临床修复医师与配合他们工作的一组技师的交流；也可以是修复门诊与义齿加工部门之间的交流；还可以是义齿加工部门请医师为本单位进行讲课或其他方式的指导，以改进义齿加工部门的技术和管理水平。这些不同模式的医技交流都可以增进医师和技师之间的相互了解，提高医技的诊疗和制作水平，更好地为患者服务。

医技交流存在于修复过程的始终，根据修复过程中医技交流与修复体制作时间的关系，可以把医技交流分为修复前交流、修复中交流和修复后交流，每一时间段交流的内容和所使用交流方式的侧重点是不同的。

1. 修复前交流　修复前交流是在一个病例开始进行修复治疗之前就进行的医技双方的交流。医师在为患者制订修复设计方案时，就修复设计方案实施的可能性和可能遇到的难点与技师进行沟通。修复前交流可以使修复设计更合理、更顺畅地实施，减少修复过程中遇到的难题，提高修复体的制作质量，进而提高整个修复工作的质量，有效地减少临床医疗纠纷的发生。例如在美学修复病例中，技师就可以在研究模型上先制作出诊断蜡型，辅助医师与患者的沟通。当然，修复前交流并不仅仅指在特定病例的设计阶段进行的交流，而是存在于医技双方日常的沟通和了解之中。正是有了日常的了解，医师才能知道技师的工作能力和特长，对不同的病例指定不同的技师制作，以制作出医师和患者都满意的修复体。

2. 修复中交流　修复中的医技交流是医技交流的主要形式，在特定病例的修复过程中，医师和技师不断地就这一特定病例的修复制作交换意见，在遇到困难时共同寻找解决方法，发挥医师和技师的才智，为患者制作出满意的修复体。

3. 修复后交流　修复后的医技交流是在特定的病例完成之后，医技双方就这一病例或这一类病例的修复进行总结性的交流，有助于医技双方技术的不断改进和提高。

五、医技交流不足的原因

口腔修复体是由口腔修复医师与口腔修复技师共同合作完成的，口腔修复的成功在很大程度上依赖于医技之间良好的交流与合作。所以，医技双方共同努力、协同配合是实现修复成功的基础要求，同时保证口腔修复的长期成功也是口腔修复医师和技师共同的努力目标。

但是，目前仍存在一些因素影响医技双方的交流与合作，归纳起来有以下几个方面的原因。

1. 修复临床与义齿加工部门的分离　在二十多年前，独立的口腔门诊还不成规模，口腔修复工作多集中于专门的口腔医院的修复科和较大的综合医院的口腔科，这些修复科室都或大或小地附设有为科室服务的从事义齿加工工作的技工室，这些技工室与修复门诊距离较近，修复医师和技师也比较熟悉，每个修复体都是由一位技师完成的，修复医师与技师面对面的交流很容易，再加上那时修复门诊开展的义齿修复项目也比较简单，需要特别交代的内容也不多，医技的交流没有出现什么大的问题。随着独立的口腔门诊迅速、大规模地出现，这些门诊没有附设的技工室，而他们又有大量的修复体需要技师去完成，随之出现了大量独立的、专门从事义齿加工业务的义齿加工部门，这就出现了修复临床与义齿加工部门在所属关系、所在位置上的分离，造成了医技交流的不便，影响了医师和技师就修复体制作方面的交流。

2. 义齿加工的流水线式生产模式　由于义齿加工量的迅速增加和义齿加工企业的大量出现，造成了义齿加工技术人员的短缺，而技师的培养又不是在短时间就可以完成的。流水线式的生产模式对每一步骤的从业人员技术要求相对较低，能使一个从业人员在较短时间满足一个特定岗位的基本技术要求，可以迅速弥补义齿加工企业技术人员方面的缺口，再加上流水线式的生产模式也会带来生产效率的提高，因此，义齿加工企业多采取流水线式的义齿加工生产模式。这种模式造成了一个修复体是由多个工序的不同技师完成的状态，医师很难与每一步骤的操作技师都进行沟通，也造成了医技交流方面的困难。

3. 口腔修复新技术、新疗法的不断涌现　随着现代科技的进步，越来越多的新技术、新方法不断涌现并应用于口腔修复临床。这些新技术、新方法解决了许多以前解决不了的问题，为修复工作带来了许多革命性的变化，但是每一项新技术、新方法的使用都有特定的临床操作方法，同时也要求采用新的方法来进行义齿加工制作，这就要求医技双方共同提高技术水平，不仅要掌握新方法对自己的新要求，还要了解对方的工作程序，所以对医技交流提出了更高的要求，有了更多需要交流的内容，而不是以前只有数量较少的义齿加工项目，且原来传统的加工项目医技双方也都比较熟悉，需要交流的内容也较少。交流需求的增加再加上临床与义齿加工单位的分离，导致医技双方交流不足的问题显得更加突出。

4. 复杂修复病例越来越多　随着现代整体医疗条件的改善，在当今社会人们的寿命越来越长，就诊患者中年纪较大的患者越来越多，他们的口腔情况比较复杂，修复起来无论是对临床还是对义齿加工部门来讲都是比较困难的，需要大家共同来想办法解决。随着修复技术的不断提高，也使得以前无法修复的复杂病例得到了修复。这就导致复杂修复病例越来越多，修复难度增加，也需要医技双方进行更充分的交流。另外，即使是常规的修复项目，现在对医师和患者的要求也越来越高。这些因素都带来医技交流需求的增加，而在实际工作中，受医技双方地理位置不在一起的限制，交流的机会较少，交流就显得很不够了。

5. 医师和技师对对方工作情况的了解不足　一件精美的修复体的完成需要修复医师和技师的合作，也需要医技双方了解对方的工作情况和条件，医师要了解技师能做什么，怎么做，技师要了解医师为什么这么设计，修复体在患者口腔内是一个什么状态。当修复临床和义齿加工部门在一起时，这些问题可以很好地得到解决。但随着修复临床与义齿加工部门的分离，要达到这个要求就变得比较困难，很多医师不了解技师的工作程序，技师也没有在临床见习的机会，这就限制了技师对医师提出的要求的理解，也会导致一些医师提出的要求技师无法实现，造成了医技交流的困难。

六、医技交流的态度

口腔修复医师和义齿加工技师的关系是非常紧密的，尽管他们分属于不同的单位，有些甚至都没有见过面，但在修复治疗的整个工作过程中，他们是合作关系、伙伴关系，只有在他们的共同努力下，才能顺利完成修复工作。因此，尽管他们在各自的岗位上工作，但他们的目标是一致的。目前，由于医师和技师在学历、工作性质等方面的差异，尤其是医师的工作是直接面对患者，更了解患者的需求，因此在医技交流方面，医师通常处于主导和支配的地位，而技师经常处在被动和被支配的位置，这并不是最好的医技交流方式，会严重影响医技交流的效果，所以医技双方应该采取更积极的态度来进行交流。

首先，医技交流的双方都应采取积极主动的态度。当我们明确了医技交流的目的后，我们就知道了医技交流是一个能够让医师、技师、患者三者的利益都得到保护的手段，因此，医技双方在交流上都应该采取积极主动的态度，医师在设计和牙体预备时要考虑如何让技师更好地理解自己的意图，如何为技师创造方便使他们顺利加工制作出合适的修复体，而不是把困难留给技师。当医师预感到技师可能在什么地方遇到困难时，应该主动与技师沟通，指导他们的工作，避免发生错误。技师在发现医师的不足和失误时，也应积极主动与医师沟通，尽早调整，以免造成修复体质量的下降和返工。技师在遇到不明白的地方时，也应主动与医师联系请教，努力制作出符合医师设计的修复体。当然，主动进行医技交流必须是发自医技双方的内心，否则，即使交流机会再多，双方没有交流的愿望，交流也是无法进行的。

其次，医技交流的双方应是互动的。医师和技师在整个修复过程中各具优势。医师面对患者，清楚患者的口腔情况和修复体在口腔内的状态，有更丰富的临床经验；而技师面对模型，更容易发现问题。因此，医技交流应该是互动的，各自发挥自己的长处，指导对方工作或指出对方的不足，其目的是为患者做好修复工作。

最后，医技交流的双方应是相互尊重的。尽管医师与技师相比在学历、工作性质等方面有优势，但医技双方在人格方面是平等的，而且在某些方面技师也具备一些临床医师不具备的优势条件，因此，医技双方的交流应该建立在相互尊重的基础上，而不是医师对技师颐指气使，总是指责技师，甚至错误出现在自己一方时也不能虚心。只有双方互相尊重对方，以患者利益为重，在出现问题时不推诿、不指责，以科学的态度去发现问题、解决问题，并探讨避免问题的方法，才能使医技双方的水平通过问题的解决得到提高。只有这种相互尊重的、平等的交流，才能使双方都有交流的愿望，才能增进医技双方的和谐关系，才能使医技交流得到好的效果，才能更好地把修复工作做好。

第二节　医技之间的信息传递

在为患者提供修复治疗的整个过程中，修复医师和技师的沟通交流是非常重要的。在许多种沟通手段中，最普遍和最传统的手段是通过模型和修复体设计单来传递信息。

一、模型

模型是修复医师和技师信息传递最直接的方式，一般来说，医师和技师间传递的模型有两种。

（一）工作模型

工作模型是修复医师在临床对患者的情况进行详细的检查，制订出设计方案，按照设计方案进行牙体预备后为患者制取的模型。技师将在此模型上按照医师的设计为患者制作修复体。对工作模型的要求如下：

1. 模型应坚固规范　不同修复体的工作模型对灌制的模型材料有不同的需求，制作可摘修复体的模型要用硬石膏灌制，制作固定和种植修复体的模型应用超硬石膏灌制，除特殊制作方法的模型以外，制作修复体都要灌制全牙列模型，模型要有合适的大小、适宜的底座厚度，模型无气泡、小石膏瘤子，模型要修整成规范的形状，上下颌模型咬合时应稳定、无障碍，咬合不稳定的模型应有合适的咬合记录，模型安放了咬合记录后，咬合要稳定，上下颌模型咬合无障碍点。对于制作固定修复体的模型要进行必要的模型预备，即模型要经过修整、插固位钉、分割等步骤，模型分割要准确，预备体取戴应顺畅，要避免损伤预备体和邻牙。制作种植修复体的模型种植体周围相当于牙龈的部位应用人工牙龈灌制。

2. 模型应清晰准确　工作模型的各个部位要清晰，能准确反映患者的口腔情况。对于固定修复体的工作模型，牙体预备体要有合适的固位型和抗力型，咬合面要有合适的空间，各个轴面要光滑、无倒凹，肩台要清晰、光滑，与牙龈能有很明确的界限，固定桥的各预备体要有共同的就位道等，模型的其他牙齿也要完整。对于可摘修复体的模型，基牙应清晰、无折断，模型上反映的解剖标志应清晰，制作基托的部位模型应有合适的大小，表面光洁、无压痕，黏膜转折处应有足够的厚度等。对于可摘义齿制作，咬合记录尤其重要，咬合记录一定要准确、规范。

（二）研究模型

修复医师在临床接诊要求修复的患者时，患者口腔内的情况是多种多样的。有些患者为常规修复，医师在检查口内情况后即可设计进行修复；有些患者的口腔情况较复杂，医师不能即刻为患者制订出修复方案，需先为患者制取全口模型，在此模型上医师会更清楚地观察患者的牙齿等情况以做出适合患者口腔状况的设计。对有些以美学修复为目的的患者，修复医师需要请技师在研究模型上制作诊断蜡型，把修复后的效果用蜡型表现出来，为医师的设计和患者的选择提供参考。对有些因咬合状况异常进行咬合重建的患者，也要在模型上制作出诊断蜡型，为修复医师设计修复方案提供参考。对研究模型的要求与对工作模型的要求是一样的，只有在合适的模型上进行研究和设计，才能有利于医师做出正确的设计，为患者提供有价值的参考意见。

二、修复体设计单

（一）修复体设计单的概念

修复体设计单（简称设计单，又称义齿加工授权书、技工设计单等）（图6-1）是医师给技师的书面指示，体现了修复医师为患者制作的修复体的设计方案。同时，它也是修复医师给义齿加工部门的工作授权书和订单。在一定程度上，修复体设计单还具有法律文件的性质，需要医师认真和规范地填写，技师认真核对、严格执行和妥善保存，并在随完成的修复体返回修复门诊的一联上规范填写制作记录。

×××口腔医院义齿加工中心修复体设计单

科室名称：

患者姓名		性别		年龄		电话		取模时间		年　　月　　日	
医生姓名		联系电话						接模时间		年　　月　　日	

项目	烤瓷冠□　铸造冠□　全瓷冠□　嵌体□　桩核□　　聚合瓷冠□ 局部义齿□　总义齿□　种植□　磁性附着体□　　其他附着体□ 固定桥□　　甲冠□　　贴面□　　诊断蜡型□　　赝复体□ 其他□	复诊日期	试内冠	年　月　日

				试支架	年　月　日
				试排牙	年　月　日
				完成	年　月　日

制作费		用金量　　　　　克		基牙边缘：　清楚□　不清楚□

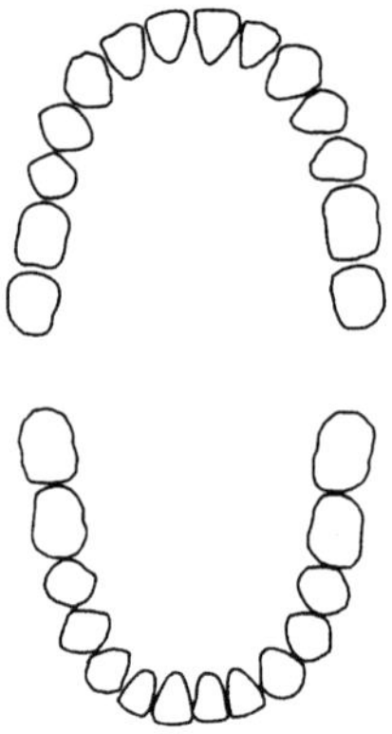

设计说明及要求：　　　特殊比色

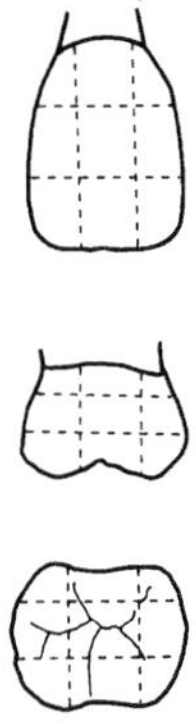

| 咬合：　　　　稳□　　不稳□ |
| 牙体预备：　　够□　　不够□ |
| 颌位记录：　　有□　　无□ |
| 参考模型□　对𬌗　　𬌗架□　其他财产□　旧义齿□ |

比色

原模型检验、制作单评审	发现问题	处理方法

修复材料	固定	镍铬合金□　钴铬合金□　金钯合金□　金铂合金□ 铸瓷□　氧化铝□　CAD/CAM氧化锆□　Procera氧化锆□
	活动	人工牙：拜耳牙□　四色牙□　五色牙□　型号 支架：　钴铬□　纯钛□　Vitallium2000□　Vitallium2000+□ 基托：　胶连□　注塑□　隐形义齿□

初检签字： 时间：	质检签字： 时间：

加工制作工序检验记录

固定组	工序检验	模型组	蜡型组	打磨组	烤瓷组
		制作人：	制作人：	制作人：	制作人：

活动组	工序检验	蜡型组	打磨组	排牙组
		制作人：	制作人：	制作人：

图6-1　修复体设计单（样例）

修复体设计单是一种经典的、有效的医技交流方式,有很长时间的使用历史。在一定程度上,好的修复体设计单可以有效指导技师的修复体制作,有利于保证修复治疗的质量。一般说来,标准的设计单应该具备以下几项功能:

1. 能清晰、准确地体现修复医师的修复体设计方案,为技师制作修复体提供明确的指示和指导。

2. 能反映修复体的制作过程和制作者,以利于修复医师对技师工作的指导和对修复体质量的监督。

3. 设计单能为医技交流提供平台,有利于通过设计单的交流提高修复体质量。

4. 设计单利于清晰划分医师和技师的责任,可用于保护医技双方的利益,在医技双方发生纠纷时,可作为证据文件。

5. 设计单有利于修复体的质量追踪,保护患者利益,防止非法医疗行为。

(二)修复体设计单表达的信息

目前,在修复体的制作过程中,通过修复体设计单进行医技交流仍然是最常见的方式。设计单要能够准确地反映患者的情况、医师对修复体的设计和要求以及对制作流程的说明与建议,才能实现它的功能。一般来说,设计单要能够表达如下信息:

1. 义齿加工部门的信息 包括义齿加工部门的名称、地址、联系电话等基本信息,这些信息能方便义齿加工委托单位及委托人(口腔修复门诊及医师)联系义齿加工部门,方便找到联系人,以便医师随时传达自己的意见和要求。对于有些委托数家义齿加工单位为自己加工修复体的门诊,设计单清晰准确地反映义齿加工单位的名称是非常重要的,可有效防止修复工作出现转送错误。另外,现在的设计单上还要注明义齿加工单位的电子邮箱等网络联系信息,以便医师将修复患者的牙色等信息传达给义齿加工部门。

2. 义齿加工委托单位和委托人(口腔修复门诊及医师)的信息 包括修复门诊名称、电话及医师的姓名及联络方式,以方便义齿加工单位和技师在必要时与修复门诊或医师联系。

3. 患者的一般信息 这些信息包括患者的姓名、性别、年龄、联系电话及患者的脸型、牙型等,这些信息可以为技师在为患者选择牙色、牙型时提供参考,也可以方便义齿加工单位在必要时(如联系患者进行特殊比色和改约等)与患者联系。

4. 患者口腔内缺失牙齿的情况及医师对修复体的设计 这一部分是设计单的核心内容。一般来说,修复医师需要将患者的牙齿缺失情况画在设计单的牙列图上,并同时在牙列图上画出医师的修复体设计方案。对缺失牙齿、不同的修复种类及修复部件的表述,目前虽没有明确、统一的条文规定,但医技双方有一些行业内约定俗成的表述法,对于常规修复来说,这些表述是不会发生误解的。但当修复医师为患者进行一些特殊的设计时,仅仅在牙列图上施画不能明确地反映医师的修复设计,医师还需要在设计图旁附以文字说明,必要时医师还应在设计单上的医嘱位置写上对修复体设计的说明和详细要求。对于固定修复体特别是瓷修复体,设计单上还要有一些特定的表述内容,包括选择人工牙齿的颜色与形状、特殊的桥体设计类型、特殊的金瓷结合线位置等。此外,设计单还需有修复体种类、选择使用的材料等体现医师设计方案的内容,以供医师勾画和填写。特别需要指出的是,在牙列图的旁边一般都留有标明为医嘱或说明的空白位置,供医师对设计方案进行详细的说明以弥补牙列图上符号设计的不足,完整地体现医师的设计方案。

5. 修复体完成的时间及费用 设计单上还留有注明修复体的完成时间及试戴时间的

位置,医师将修复体预计完成的时间记录在这里来提醒和约定技师完成修复体的时间。一般来说,修复医师和义齿加工部门都会有一个不同种类修复体制作时限的约定,它是义齿加工部门根据自己制作修复体的周期与临床诊疗部门共同约定的。对这一制作时限约定的遵守,有利于技师和义齿加工部门按时保质保量地完成修复体的制作。临床诊疗部门的约定完成时限应比患者来院时间至少提前一天,保证患者来院时修复体已经完成并存放于修复门诊,从而不耽误患者复诊试戴修复体的时间。另外,医师也要在设计单上的特定位置清楚地填写修复体的制作费用,以便体现委托加工修复体的合理劳动报酬。

6. 列明随模型附带的其他物品的清单　有时,修复医师及门诊在将模型送到义齿加工部门时还会附上患者的咬合记录、照片、附着体部件、种植基台及部件、患者的旧义齿等,设计单上专门保留有位置以方便医师记录附带物品,以方便模型及修复体的交接人员逐一核对,避免发生差错并分清责任。

7. 技师的建议及提醒　当义齿加工部门收到转来的模型并进行消毒后,会检查模型是否规范、清晰、核对附带的咬合记录是否准确、附带品是否无误等。接受工作指派进行修复体制作的技师也会再次检查这些内容。此外,还会查看设计是否合理、模型上的牙体预备体是否清晰无误,在制作过程中也可能会发现新的问题。技师有义务就制作过程中发现的疑问或问题提出自己的建议和提醒,并记录在设计单上的指定位置,以供医师为患者戴入修复体时参考。

8. 修复体制作的技师姓名　为便于义齿加工委托单位和委托人(口腔修复门诊及医师)与技师沟通,也便于将修复体制作责任落实到具体技师,控制修复体质量,修复体制作的技师姓名也要标注在设计单上,修复医师借此也可了解不同技师的水平和特点,以作为以后指定技师的参考,医师也可对制作技师技术不足的地方进行指导,以提高技师的制作水平。设计单上还有义齿加工单位质检盖章的位置,以体现义齿加工单位的质量控制。

9. 设计单一般为一式两份的复写形式　在修复体制作完成后,一份设计单保存在义齿加工部门留底备查,一份设计单与修复体一起转回修复门诊,这种模式体现了设计单的证据文件属性,有利于对医技双方的约束,可保证修复体的质量。另外,近年来,随着义齿加工水平的提高和加工项目的不断增加,一份设计单已经不能满足所有修复种类的设计要求,很多义齿加工单位为不同的修复体种类设计了不同的设计单以满足医师的设计要求。

总之,修复体设计单不仅具有工作指示功能,还具有医技交流的功能,医技双方要充分使用好设计单的这些功能,共同制作出适合于患者口腔情况,让患者满意的修复体。

第三节　不同种类修复体的交流内容

在修复体制作过程中医技交流所起的作用和重要性是不言而喻的。虽然医技交流的方式有多种多样,但其交流的内容具有一定的规律和特征。对于同一种类的修复体,其交流内容大致相同。本节就不同种类修复体制作过程中需要交流的具体内容进行阐述。

一、固定修复过程中医技交流的内容

固定修复中需要技师制作的修复体主要是铸造桩核、铸造冠桥和各种瓷类修复体,这些修复项目的医技交流内容有其自己的特点。

（一）铸造桩核制作中医技交流的内容

铸造桩核的制作工艺相对简单，医师需要在设计单上注明桩核的种类，是一体桩还是分裂桩，如为分裂桩，哪个根管为主桩根管；桩核修复后最终修复体是铸造冠还是烤瓷冠；选择哪种类型的金属合金制作等。技师在制作时要检查牙体预备是否合适，特别是根管预备长度是否满足固位要求，分裂桩完成后有时需要注明桩核戴入的顺序和注意事项，如桩核为贵金属合金制作需要标明合金使用重量（使用克数），以便临床收取患者金属合金的材料费用。

（二）铸造冠桥制作中医技交流的内容

铸造冠桥是固定修复中工艺技术相对成熟的修复项目，医师在设计单上要标明修复种类、设计使用的金属种类，有些特殊的病例还要注明修复体边缘设计所在的位置、接触点（区）的大小与位置、桥体的形态等，对于咬合不稳定的病例还须附上稳定的咬合记录。技师如发现模型有不完善的地方，如牙体预备量不足，预备体有倒凹、边缘不清晰，咬合记录不稳定或在制作过程中发现新的问题时，需要技师将这些情况反馈给临床医师并寻求恰当的解决方案，如修复体采用贵金属合金制作还需要标明合金使用重量。

（三）瓷类修复体制作中医技交流的内容

瓷类修复，特别是以改善美观为目的的瓷类修复，是固定修复中较复杂的种类，患者的口腔情况可能比较复杂，患者可能有很高的美学要求。此类修复体需要医技交流的内容相对会多一些，一般包括以下内容：

1. 患者选择的瓷修复种类　需要明确患者选择的瓷修复种类是烤瓷熔附金属冠修复还是全瓷修复。如选择烤瓷熔附金属冠修复则须明确注明选择何种金属合金作基底冠。如为全瓷修复则须标注选择何种全瓷类型，是贴面修复还是全瓷冠修复。对全瓷冠修复还要注明是铸瓷冠修复还是氧化锆基底全瓷冠修复，是采用双层瓷结构全瓷冠修复还是单层瓷结构全瓷冠修复。此外，还要注明瓷修复体的结构、金瓷（瓷瓷）结合线的位置如何放置等。

2. 比色及美学特殊要求　医师在临床为患者进行比色，选择好牙色后，应将选择的色卡号标注在设计单上。对于牙色比较特殊的病例，还可采取分区比色的方式，并在设计单上按牙面不同分区标注比色结果。对于美学要求较高的病例，需要将牙齿的半透明特征、颜色、表面特征、磨耗程度、笑线高低等也加以标注，以便技师能准确地为患者制作修复体。必要时，还可附上患者的牙齿照片。用于比色的照片在拍摄时应在对应牙齿旁放置选择的与牙齿颜色近似的比色卡，并把比色卡的色码号同时拍入照片中，以供技师在电脑上调整后参考完成修复体的制作。

3. 咬合记录　对于患者上下颌咬合关系不稳定的病例，以及虽然患者咬合关系良好、稳定，但在牙体预备后患者的模型上存在不稳定情况的病例，医师应随模型附上准确的咬合记录，以方便技师在正确的咬合关系下制作修复体。

4. 有些特殊的病例，医师还需要注明完成的修复体的边缘所在的位置、完成的瓷修复体接触点（区）的位置及范围、桥体形态、牙齿唇面的特殊形态等内容。

5. 技师在收到模型后，应检查模型是否达到制作要求，如牙体预备量是否足够、预备体有无倒凹、边缘是否清晰、咬合记录是否准确等，还要确认修复种类及比色标注是否明确，如有问题需要及时与临床医师沟通，在修复体制作过程中发现的新问题也要与修复医师及时联系，探讨解决方案，如修复体采用贵金属合金制作还需要标明合金使用重量。

6. 在修复医师为患者试戴瓷修复体的过程中，医技的交流也非常重要，医师对修复体形态的修改和对颜色的进一步要求要及时反馈给技师，技师将修改方案和能达到的效果也要及时与医师和患者沟通，在各方认可的前提下，制作出在现有技术条件下最适合患者的修复体。

二、可摘义齿修复过程中医技交流的内容

牙列缺损的可摘局部义齿修复是修复临床最多见的病例，在通常情况下需要医技交流的内容较固定修复要少，一般医技交流的内容主要是以下几个方面：

1. 修复种类 要标注患者选择什么种类的可摘局部义齿修复，是铸造支架式局部义齿还是树脂基托局部义齿，如选择铸造支架式局部义齿修复需要标明选择的金属合金的种类。

2. 修复设计方案 医师的修复设计方案是通过设计图反映出来的。设计图的画法要规范，义齿的各部分结构设计要清晰明确，对非常规设计要加上文字说明来表现。必要时医师还可以在模型上画出固位体、大小连接体及基托的位置和范围，对人工牙排列的位置也可以在模型上指示出来。

3. 人工牙的颜色和形态 现在人工牙的制作水平越来越高，质量越来越好，大部分产品都有不同的颜色和形态以供选择。修复医师需要标注出适合患者面部形态与颜色的人工牙型号和颜色，从而患者制作出高品质的修复体。

4. 咬合记录 局部义齿修复的咬合记录是非常重要的，特别是患者为游离端缺失或其他咬合不稳定的情况时，咬合记录就显得尤为重要。修复医师附上的咬合记录要稳定、准确，要反映患者上下颌骨的正中和垂直关系，对前牙缺失较多的病例，咬合记录还应记录患者的前牙丰满度、标志线、𬌗平面等。

5. 技师在收到模型后，首先应确认修复种类，然后检查模型并判断医师设计是否合理，能否按设计图完成局部义齿制作，基牙牙体预备量是否足够，余留牙有无过大倒凹，咬合记录是否稳定等，如发现问题需要及时与临床医师进行沟通，探讨解决方案。在局部义齿完成后转入临床时，技师最好能在随修复体转回修复临床的设计单上以文字说明局部义齿的戴入方向（就位道方向）。

三、全口义齿修复过程中医技交流的内容

无牙颌的全口义齿修复是口腔修复工作中的一个难点，它在制作过程中需要医技交流的内容有其特点，主要表现在以下几个方面：

1. 全口义齿𬌗型和基托种类 全口无牙的患者，口腔内的情况非常复杂，牙槽嵴的高度、黏膜的状况、上下颌骨的大小是否协调、上下颌骨的关系是否稳定等因素都影响全口义齿的修复效果。鉴于全口义齿修复的复杂性，修复后可能出现的问题也较多。多年来，口腔修复医师设计了多种𬌗型来尝试改善全口义齿的修复效果。因此，在总义齿设计阶段，修复医师首先应标注出选择的全口义齿人工牙的𬌗型，牙列排成正常𬌗还是排成非正常𬌗，以及人工牙的颜色和形态，还要标明全口义齿基托的种类，是选择树脂基托还是铸造基托，如为铸造基托，需要标注出铸造基托使用合金的种类等。

2. 咬合记录 全口义齿修复由于上下颌骨失去了天然牙齿的支持，义齿加工部门的技师在进行人工牙齿排列时只有依靠咬合记录来确定上下颌骨的位置，因此全口义齿修复过

程中的咬合记录的重要性是所有修复种类中最重要的,医师需要随模型附上患者的咬合记录。咬合记录要求准确、稳定,清晰记录患者上下颌骨的垂直距离和正中关系,还要标记出患者前牙丰满度、𬌗平面、标志线等。

3. 全口义齿修复过程中医技交流的一个重要特点就是医师在设计单上选择的项目很少,但在医嘱部分需要向技师交代的内容很多,修复医师需要交代因选用不同的人工牙𬌗型而要求的不同的基托范围,人工牙是排成正常𬌗还是非正常𬌗,前牙是排成完全正常形态还是进行个性化的排牙等,必要时修复医师应在模型上标注出义齿基托的范围、人工牙的排列位置等以指导技师的操作。

4. 技师在收到模型后,应检查模型是否清晰,解剖标志是否明确,全口义齿基托所在的部位模型有无压痕、范围是否足够,还需要检查上述医嘱是否明确,咬合记录是否稳定和明确。如发现不足,需及时与医师沟通。

5. 全口义齿人工牙排列完成后需要在临床上试戴,医师除了要确认上下颌义齿咬合关系是否正确以外,还需要检查人工牙齿的排列是否合适,如发现存在问题时要及时与技师沟通,以指导技师调改,另外还需要检查全口义齿基托范围和厚度是否合适等。

6. 在全口义齿最终完成,医师为患者戴入以后,医师应将发现的技师制作方面的问题及时反馈给义齿加工部门和技师,以利于技师在今后的工作中改正,使技师能够为患者制作出更好的修复体。

四、附着体义齿修复过程中医技交流的内容

附着体义齿是口腔修复中一个比较复杂的种类,通常需要固定和可摘联合修复,一般是先进行固定部分修复再进行可摘义齿修复。在固定修复部分除了需要交流固定修复过程中医技交流的内容以外,医师还需要标明应用附着体的牙齿的位置,选用的附着体的种类、型号、规格。因使用附着体,固定修复部分的一些设计与常规固定修复设计也有一些不同之处,如是否使用联冠修复等也需要标注出来。技师在接到模型和设计单后,应认真领会医师的设计方案,确定使用附着体的牙位、种类和型号,并选择合适的附着体规格,如有不明白之处应及时与医师进行沟通。在完成了附着体固定部分制作后,应将附着体的部件与完成的附着体义齿一起返回临床修复。修复医师在临床试戴附着体义齿的固定部分之后,进行附着体义齿活动部分的制作设计。由于使用了附着体,可摘部分的设计(包括固位体的设计和基托范围等)与常规可摘义齿设计也会有所不同,医师应明确标记出来以指导技师的制作,技师在制作过程中发现的问题和不清楚的地方应及时与医师沟通,完成附着体义齿。由于附着体的部件较多,因此在模型和设计单以及义齿在临床和义齿加工部门转送过程中,一定要将附着体部件单独包装并明确接收。另外,由于不同种类的附着体使用和操作方法不同,再加上新型的附着体不断出现,因此,在附着体义齿修复过程中医技之间仅仅依靠设计单交流是不够的,必须辅以面对面的交流或电话交流的方式进行沟通。

五、种植修复过程中医技交流的内容

种植义齿是近年来开展起来的修复新技术,这一技术的广泛应用给口腔修复工作带来了非常大的变化。种植义齿修复有很多不同的种类,它既可以是种植体支持的固位修复的

单冠、固定桥，也可以是种植体支持的覆盖义齿。由于种植修复新技术发展较快，各个不同的种植系统的固位和连接方式也不同，修复工作操作比较复杂，无论对修复医师还是对技师来讲是从前没有接触过的新修复方法，所以需要沟通的内容非常多，除了上述各类修复体需要沟通的内容以外，还有一些特殊内容需要交流沟通。

修复医师首先要为患者设计种植修复方案，按修复方案进行种植体植入，在种植体稳定后即进行种植体的上部修复。医师为患者制取印模或灌制模型，将修复工作转入义齿加工部门时，需要向技师注明包括使用的种植系统的名称、型号，种植体的直径和穿龈高度等信息，并说明采取的修复方式。对于固定修复，要注明采取的是单冠、联冠还是固定桥的修复方式，上部修复体选择什么样的固位方式，是螺丝固位还是粘接固位，修复体是选择全金属修复体、烤瓷修复体、全瓷修复体还是硬质光固化树脂修复体等。技师在完成了种植上部修复体制作后，应将种植修复体的部件以及一些义齿加工部门制作的辅助修复体就位的工具全部随修复体转回修复门诊。对于一些多个修复体的病例，如各修复体就位方向不一致，还要注明各修复体的就位方向和戴入顺序，以便于修复医师的临床操作。

对于种植体支持的覆盖义齿修复，修复医师也应在印模或模型转入义齿加工部门时在设计单上标明设计方案，包括种植系统的名称、种植体的直径、种植体的穿龈高度、选择什么样的固位方式、选择使用什么种类的附着体等都需要向技师说明。由于使用了种植修复，覆盖义齿的固位体设计以及基托范围等都会与传统可摘修复有些不同，也需要向技师说明或在模型上标记出来。技师在完成了修复体制作后，应将种植体及附着体部件与修复体一起转回修复门诊，并进行必要的说明。

种植修复是一种新的修复方式，并且不断有新的种植系统出现，而各种植系统的固位原理、操作方法等也不尽相同，这就决定了种植修复的复杂性，决定了种植修复仅仅通过模型和设计单的沟通交流是远远不够的，修复医师和技师必须要使用好所有的交流手段，经常探讨、切磋，才有可能减少在修复过程中出现的问题，为患者制作出合适的修复体。由于有很多细小的环节都需要注意，因此，面对面的交流和讨论就显得尤为重要，修复医师和技师一定要克服困难，尽量增加面对面交流的机会。

本章小结

本章讲述了目前医技交流的现状、医技交流的重要性、交流方式以及医技双方进行交流应采取的态度，讲述了医技双方通过修复体设计单进行交流的具体内容，还详述了各类修复体需要沟通交流的具体内容。口腔修复工作的一个特点就是需要修复医师和技师共同努力才能完成，为了使修复获得长期的成功，最终使患者受益，我们在修复工作中一定要重视医技交流。

思考题

1. 医技交流常用的方式有哪几种？
2. 分析医技交流不足的原因。

3. 医技交流中医技双方应采取什么态度？

4. 修复体设计单应具备哪些功能？

5. 简述在固定义齿修复、可摘义齿修复、全口义齿修复过程中，医技交流的主要内容。

（佟　岱）

第七章　义齿加工企业的开设

　　义齿加工行业是一个极具投资价值的行业。近十几年来，口腔医疗技术的发展成就令人瞩目。随着人民生活水平的提高，人们对口腔的健康和美观日趋重视，对口腔卫生、口腔保健以及口腔美容的需求日益增长，带动了口腔医疗技术的快速发展。并且，在目前国内口腔执业医师开业潮流的带动下，在今后相当长的时间里，口腔医疗技术将保持良好的发展势头。

　　义齿加工单位（部门）是口腔修复治疗过程中必不可缺的组织机构之一，是口腔技师的工作场所。口腔技师根据医师提供的临床资料和模型，在义齿加工单位（部门）借助专业的工艺设备和人工材料制作义齿或矫治器等各种口腔治疗装置，以恢复、重建患者的正常口颌形态与功能。依据行业管理的要求，目前国内义齿加工单位（部门）有两类，一类是医院或口腔门诊内设置的技工室，它只能为所依附的医院（门诊）提供义齿加工服务；另一类是依照国家对生产医疗器械行业的相关管理规定开设的义齿加工企业，该类企业面向社会提供义齿加工服务，完全按照市场规律运作。本章内容主要针对义齿加工企业。义齿加工企业的设施设备、布局环境等状况直接影响口腔修复体的制作质量，因此义齿加工企业开设需要合理规划。其为口腔技师创造良好的工作场所，对提高修复体制作质量有着十分重要的意义。

第一节　义齿加工企业开设的策划与布局

　　开设义齿加工企业需要有一个精心策划的方案。策划中必须对义齿加工企业开设的所有问题进行计划和安排，在筹建过程中会面临选址、基础工程、能源供给、工作室布局、设备购置安装、人员配备、资金筹集等诸多复杂的问题，所以要做好充分的准备。

一、义齿加工企业开设的策划

（一）社会需求调查

社会需求是开设义齿加工企业的先决条件之一，关系到企业的效益和发展前景。调查的内容包括市场信息和社会需求状况。

1. 人口情况　调查拟开设义齿加工企业业务服务的地区、城市、街区人口分布情况，可从当地最新人口普查或户籍管理资料中查询。

2. 社会经济状况　可以从相关地区政府和有关工商界的调查或预测报告中了解当地总的经济活力和现有的经济状况、市政当局发展规划、街区布局规划等。

3. 医疗资源状况　商业性的义齿加工企业是独立的经济实体，与医院、诊所等医疗机构是按照契约委托加工口腔修复体。故需调查一定范围内口腔医疗单位的数量、等级、布局，各口腔医疗单位的运营情况、开展业务的范围、规模，还需对同行业经营状况开展调查等。

（二）选址与定位

成功开办义齿加工企业并获持续效益，选址定位非常重要。在选择一个地点以前，必须了解这个地点的优势和劣势，是否符合开办义齿加工企业、能源供给和交通便利都是非常重要的因素。市场定位属于义齿加工企业发展的范畴，目的是贯彻"有所为、有所不为"的经营方针，明确经营方向和经营目标。义齿加工企业的定位，即根据自身的技术水准，确定目标客户、场所面积、装修标准、界定业务范围及定位服务层次，防止与同层次义齿加工企业的业务冲突。

（三）资金筹集

拟定筹资方案、核算资金成本、择优选择筹资方案非常必要。投资多少与规模、业务范围、层次有关。按我国现行法律规定，私营企业筹资可以采用借款筹资、商业信用、补偿贸易、租赁筹资、联营筹资、单位集资或内部积累等方式。义齿加工企业的开设需要投入的资金主要包括：

1. 租房或购房费用　包括室内装修费用等。购房时，所需的一次性资金投入较多。租房时，所需的一次性资金相对较少。

2. 工艺设备购置费用　包括耗材、技工器械设备等，此费用因购置的数量、品级和渠道等不同可能会有较大的差别。

3. 初期运转费用　企业新成立时尚无固定客户，收入可能较少，但是员工的基本工资、水电气等都要开销，因此必须要有一笔运转经费，一般应准备约 3 个月的运转费用。

（四）效益预测

效益包括社会效益和经济效益。义齿加工企业是直接为口腔临床工作服务的，应以提高广大人民群众的口腔健康水平为根本宗旨，所以社会效益是工作的出发点和归宿。在市场经济机制下，工作要得以维持与发展，必须要有资金支持，所以经济效益是经济实体的生命。投资建设义齿加工企业应注重社会效益与经济效益之间的关系，加强两者的管理。

（五）场地设计

义齿加工企业的场地设计应符合人体生物工程学要求，其主导思想应体现出：①一切以工作为中心，方便技师的工作，提高整体工作效率；②各种功能兼顾；③合理的工作流程；

④环保与工作防护；⑤美学与形象；⑥安全防火、防爆、防震；⑦信息管理；⑧节约、合理利用资金；⑨长远规划，一体化设计。

设计内容包括：

1. 工作区域

（1）工作区域的面积应当与生产规模相适应，各生产区域应尽可能单独或分区设置，其中消毒、铸造、喷砂、烤瓷、检验等须有能独立开展并且合理的生产区域。其他生产岗位应有合理的安全生产操作面积。房间内的高度不低于2.8m，每个工作间面积最少需要8m²。

（2）工作区安全可靠，适合安全操作。应防止粉尘、热辐射、污染物等相互影响，必要时应当设置单独的操作室。

（3）工作区域内各道工序的工作场所和室内各种设备的配备，应根据其特点和连续性合理规划，以节省时间，提高工作效率和工作质量。

（4）座位必须适合人体需要和功能发挥，应能适当调节高度和角度，满足工作需要和舒适的要求。

2. 采光　制作口腔修复体是非常精密细致的工作，耗费眼力，需要良好的光线。充足良好的自然光，可减少操作者眼睛的疲劳。烤瓷室尤其需要采用自然光，以利于正确的调色、配色。工作台面上的灯光要与台面保持一定的距离，要有滤光装置以保护眼睛。

3. 隔音、除尘　应将铸造、喷砂、打磨抛光等易产生粉尘、噪声、高频磁场的工作安排在专用房间内，与其他工作室隔离，并在室内安装消音、除尘装置。技师工作台应带有吸尘排尘装置。工作室内一旦有粉尘和水蒸气出现，除尘抽吸系统必须能在正确的位置进行工作，达到良好的防污染效果。工作室噪声程度在65～85dB。可以采用房间分隔或消音防护罩等措施进行防护。

4. 通风　每个工作室要安装换气扇，定时开窗，保证室内空气流通。电解槽、电镀槽等装置及有毒物品存放在防毒橱内。高温电炉安放在一个密闭的金属罩内，顶端与金属筒连接，金属筒通向室外，形成一个烟囱，利用气压差把蜡型烘烤焙烧后产生的烟雾排放出去，以保持室内空气清新。

5. 室内温湿度控制　室内的最佳温度在19～25℃，相对湿度以40%～60%为宜。

6. 防疾病传染　义齿加工企业应当建立独立的消毒区域。未经消毒的模型应当单独设置存放场所。口腔模型应进行专门的消毒，义齿成品终检后也应进行消毒处理，再交付临床使用，杜绝疾病传染。接触产品的员工应无传染病，企业同时要做好职业病防治措施。

7. 水、电、气要求　义齿加工过程中需要使用较多的水，给水量供应非常重要，进水压力要大于0.2MPa。电力设计要注意到义齿加工设备很多都是高耗电设备，配备的总功率累加各设备用电功率设计供电线路的总容量，具体用电量根据设备总负荷进行核定，并预留扩充空间。电缆、配电箱、电线、开关、插座等都要保证供应充足。应装备220V或380V用电保护器，避免使用接线板，确保用电安全。加工企业应采用中央供气系统供应正压气体，供气压力应能满足加工企业所有的用气设备和器械的使用，并在不同的工位上安装减压阀门以使正压气体适合不同工位的使用。正压气系统应安放在独立空间内以减少噪声对工作人员的影响。空气压缩机工作时会产生大量的热量，安放空间要宽敞通风。

8. 排水装置

（1）石膏模型修整机的下水道（沉淀过滤装置）：下水的管道要粗，一般可采用标准管

254.0～304.8mm。从模型修整机中出来的石膏浆应先进入过滤槽，过滤槽的下游设置过滤网，将混入石膏浆中的石膏块阻隔在过滤槽内，以免石膏碎块流入下水道造成下水道堵塞。

（2）冲蜡池的下水道：型盒冲蜡时熔化的蜡漂浮在热水表面，随热水流入下水道，蜡液冷却后凝固，容易造成下水道堵塞。因此冲蜡用的下水道应单独设计。可以建一个冲蜡池，池的上游与水槽相通，在水槽上冲蜡。池内先蓄满冷水，冲蜡时熔化的蜡液流入池内时，遇冷水温度下降而凝固，漂浮在水面上。池的下游出水处设置过滤网，阻止蜡液入下水道。

（六）人员配备

义齿加工企业的开设，应当配备一定数量的与义齿生产和质量管理相适应的专业管理人员及专业技术人员，并应有1～2名质量管理体系内部审核员。部门负责人应当具有口腔医学、口腔修复工艺学等相关专业中专以上学历和相关的生产管理经验。

二、义齿加工企业的结构布局

（一）总体结构

义齿加工企业一般应按流程和规范设计业务接待室、消毒室、工作室、模型室、热处理室、铸造室、烤瓷室、材料室、会议室、财务统计室、员工休息室等。

（二）各室的结构要求

1. 接待室　应注重设计格调，体现义齿加工企业的形象。其位置及大小应该比较合适，利于顾客的咨询、业务交接等。接待室内可设有书报架、饮水箱、盆景等。接待室安装电话，便于与临床联系，可配有接送资料记录本，接送区应保持干净整洁。

2. 消毒室　应位于接送区与工作室之间。消毒室原则上应把污染区和非污染区分开，任何物品只能从非污染区向污染区移动，不可反向移动。消毒室放置相应的清洗消毒设备。

3. 工作室　是主要工作场所，主要进行支架弯制、蜡型制作、排牙上蜡等。每个技师需配备技工桌，技工桌要求功能齐全、设计合理。工作室应光线充足，室内应有良好的隔音、通风、排废等设施。室内布局应该根据各道工序的特点和连续性而统筹安排。根据需要可配备压模机、点焊机等技师常用小器械。同时要有专用的水池，水池下方应该安装沉淀箱，防止废弃物造成下水道堵塞。沉淀箱应定期清洗，防止腐化发臭。

4. 模型室　是模型修整、代型制作等工序的工作场所。常用设备有石膏模型修整机、种钉机，水道应保证粗而直，水槽应设有过滤网和石膏沉淀池，以防石膏沉淀阻塞。

5. 热处理室　是进行装盒、冲蜡、充填、加热固化等工序的场所。需配备电热或蒸汽冲蜡机、电热聚合器、温控加热器等。热处理室为高湿度环境，需安装排气和换气装置。室内需要较大的石膏桶和垃圾桶，以及设计有较大的蜡水分离装置及石膏沉淀池的水槽。

6. 铸造室　是铸型烘烤焙烧和合金熔铸的场所，配有高温加热炉、各种类型的铸造机及排气换气装置等。高温电炉和铸造机要靠近安放，以便于从炉中取出焙烧好的铸圈迅速放到铸造机上，避免铸圈的温度下降而影响铸造成功率。高温加热炉安装排蜡烟装置或烟道助燃装置。在设计铸造室时应根据工作要求配备220V或380V的电源，用电量要满足设备运行需要。

7. 烤瓷室　其功能是进行瓷层堆筑、烧结。室内要求清洁、安静、无烟、无油、光线充足、温差变化小、不能有对流风，所以应安装空调器，以保持相对恒温。室内可配有烤瓷炉、超声波清洗器、烤瓷振荡器等设备，要求安装交流稳压器，以确保烤瓷炉的安全正常运行。

8．打磨喷砂室　是进行切割、喷砂、电解抛光、机械抛光的场所，需配备高速切割机、电解抛光机、技工打磨机，还需配备吸尘、排尘装置。

9．材料室　义齿加工企业需要的材料品种繁多，必须存放在专门的空间内。材料室最好设计在靠近工作室的位置，方便技师领用材料。材料室最好配有多层分格架柜，各层与格子要做好标记。

10．财务统计室　义齿加工企业的财务管理应与医院各科室的财务管理同步。财务室设计在相对隐秘安全的位置，应配备保险柜、电脑等。

11．会议室　会议室是进行讨论与决策的地方，应尽量有良好的光线和通风。会议室以方形为主，四周应显得明快庄严，会议桌以圆形为好，便于互相面对面的交流，桌椅应舒适。室内还应设置必要的投影设备、电脑等，以便分析、交流。

12．员工休息室　休息室应比较舒适安静，并配有个人专用柜、洗手池，提供饮用水、报纸、杂志等。

第二节　义齿加工企业开设的法规要求

国家把义齿制作行业列入二类医疗器械产品来管理，根据国家食品药品监督管理部门规定，二类产品在上市前必须取得生产许可证和产品注册证，即义齿加工企业需在取得《医疗器械生产企业许可证》和《医疗器械产品注册证》的前提下，才能加工义齿产品，不得接受无执业资格的医疗机构或个人委托加工定制式义齿。

一、办理生产许可证的程序和要求

义齿加工企业开设需向所在地的省、自治区、直辖市药品监督管理局递交企业开办申报材料，行政审批时限为自受理之日起 30 个工作日。行政审批流程为：受理→资料审查→现场审查→复审→审定。

（一）递交申报材料

义齿加工企业开设的申报材料包括：

1．《医疗器械生产企业许可证》（开办）申请表（一式二份）。

2．法定代表人、企业负责人的基本情况（包括学历、职称、工作简历）及资质证明（包括身份证明、学历证明、职称证明、任命文件复印件）。

3．工商行政管理部门出具拟办企业的名称，预先核准通知书或营业执照（加盖企业公章的复印件）。

4．生产场地证明文件，包括房产证明或租赁协议和被租赁方的房产证明的复印件、厂区总平面图、主要生产车间布置图。有洁净要求的车间须标明功能间及人物流走向。

5．企业的生产、技术、质量部门负责人简历、学历和职称证书的复印件；相关专业技术人员、技术工人登记表、证书复印件，并标明所在部门及岗位；高、中、初级技术人员的比例情况表（标明各级技术人员的人数及占职工总数的比例）；内审员证书复印件。

6．拟生产产品的范围、品种和相关简介（包括产品的结构组成、原理、预期用途的说明）。

7．主要生产设备及检验仪器清单。

8．生产质量管理规范文件目录：包括采购、验收、生产过程、产品检验、入库、出库、质量跟踪、用户反馈、不良事件监测和质量事故报告制度等文件、企业组织机构图。

9. 拟生产产品的工艺流程图,并注明主要控制项目和控制点,包括关键和特殊工序的设备、人员及工艺参数控制的说明。

10. 拟生产无菌医疗器械的,需提供洁净室的合格检测报告(复印件)。

11. 申请材料真实性的自我保证声明。列出申报材料目录,并对材料作出如有虚假承担法律责任的承诺。

申报材料应完整、清晰,有签字或盖章,并使用 A4 纸打印,按照申报材料目录顺序装订成册。

(二)接收现场审查

义齿加工企业递交开设申请资料后,药品监督管理局对递交资料进行审查,主要涉及三方面:①审查企业内初级以上职称或者中专以上学历的技术人员是否占职工总数的 10% 以上,并与所生产产品的要求相适应。②审查企业是否具有与所生产产品及生产规模相适应的生产设备、生产仓储场地和环境。企业生产对环境和设备等有特殊要求的医疗器械,是否符合有关国家标准、行业标准和国家有关规定。③审查企业是否设立质量检验机构,并具备与所生产品种和生产规模相适应的质量检验能力。

在资料审查通过后,义齿加工企业接受不少于 2 名审查员的现场审查。现场审查按《医疗器械生产企业许可证》现场审查评分表(表 7-1)进行,审查评分表分为 5 个部分,人员资质 70 分、场地 80 分、法规及质量管理文件 40 分、生产能力 40 分、检验能力 70 分,总计 300 分,涉及条款 25 项,其中否决条款 5 项。"否决条款"一项不合格,即为本次审查不合格。"否决条款"全部合格且各部分的得分率均达到 80% 以上为合格。"否决条款"全部合格且各部分的得分率均达到 60% 以上,但其中一部分或几部分的得分率不足 80% 的,要求企业整改并对整改情况进行复查,复查仍不合格的,即为本次审查不合格。"否决条款"全部合格但有一部分或几部分的得分率不足 60% 的,即为本次审查不合格。

表 7-1 《医疗器械生产企业许可证》现场审查评分表

条款	检查内容与要求	审查方法	标准分	实得分
人员资质 (70分)	1. 企业应具有合理的组织结构,具有充分的人力资源	(1)查企业组织机构图	5	
		(2)查各相关部门质量职责	5	
		(3)查企业在册人员名单中企业负责人及各部门负责人名单	5	
	2. 生产、质量负责人应具有中专以上学历或初级以上职称	(1)查学历或职称证件 (2)查看劳动用工合同 (3)所学专业应与企业的生产产品的技术门类相近 (4)质量负责人不得同时兼任生产负责人	否决项	
	3. 技术负责人应具有大专以上学历或中级以上职称	(1)查学历或职称证件 (2)查看劳动用工合同 (3)所学专业应与企业的生产产品的技术门类相近	否决项	

续表

条款	检查内容与要求	审查方法	标准分	实得分
	4. 企业应有持证的质量体系内审员（第三类生产企业适用）	（1）内审员不少于 2 人 （2）查看劳动用工合同 （3）内审员不可在企业之间兼职 （4）查具有 ISO 9000 及 YY/T 0287-2017 内容的内审员证书	否决项	
	5. 企业应有专职检验人员 6. 生产无菌医疗器械和医用电气产品的生产企业检验人员的专业与能力应与所生产的产品相适应	（1）查看劳动用工合同 （2）查看任命书 （3）不少于 2 人 （无，扣 20 分；少 1 名扣 15 分）	20	
	7. 负责人应熟悉《医疗器械监督管理条例》《医疗器械生产监督管理办法》等医疗器械相关法规	询问至少 2 名负责人，其中应包括企业负责人	20	
	8. 企业内初级以上职称工程技术人员占职工总数的比例不少于10%，第三类生产企业应具有相关专业中级以上职称或大专以上学历的专职技术人员不少于 2 名	（1）查花名册及职称或学历证书，计算比例并记录 （2）查看劳动用工合同 （每少 1% 扣 2 分，第三类企业少一名扣 10 分）	15	
场地 （80分）	1. 企业的管理、仓储和生产场地应独立设置	（1）查三方面场地是否独立 （2）核查生产场地与生产场地证明文件的符合性 （每项不符合扣 20 分）	20	
	2. 生产场地应环境清洁、照明充足并与其生产的产品及规模相适应	（1）观察生产场地环境及照明情况 （2）观察生产面积是否拥挤 注：一次性使用无菌医疗器械生产现场应符合《无菌医疗器具生产管理规范》（YY 0033-2000）的要求	20	
	3. 企业的仓储场地应满足采购物资、半成品及产成品的存储要求	（1）观察仓储现场面积（包括原材料、半成品、包装物及产成品）是否满足需要 （2）仓库是否封闭	15	
	4. 企业应有文件化的库房管理制度以保证库存产品的要求，其内容至少应包括：根据实际需要的防火、防尘、防鼠、防潮、防虫的相应规定；库存产品分类分区摆放的要求；库存产品的出入库要求；库存产品出现不良情况的处理方法。企业实际操作应与库房管理制度相一致	（1）查库房管理制度，应包括"检查内容与要求"中提到的内容 （2）查实际运作中的现场情况及记录，是否满足库房管理制度中的要求	25	
	5. 有毒或放射物品应独立存放并加大标记	（1）查此类物品的管理制度 （2）查现场是否独立存放 （3）有无标记 （如无此类物品可列为不适用项）	否决项	

续表

条款	检查内容与要求	审查方法	标准分	实得分
法规及质量管理文件(40分)	1．企业应保存所生产产品的国家、行业标准或所生产产品适用的产品标准	查企业生产产品所依据的产品标准,如不是国标、行标,应为所生产产品适用的产品标准。标准应为有效版本(无标准或版本失效扣10分)	10	
	2．企业应保存与生产产品有关的技术标准	查企业适用产品标准中引用的标准,标准应为有效版本(每少1份标准扣5分,无标准或版本失效扣10分)	10	
	3．企业应保存与医疗器械生产、经营相关的法律、法规、行政规章及规范性文件	查企业是否收集、保存了有关医疗器械的法律法规、行政规章及规范性文件	10	
	4．企业应保存与生产产品有关的质量管理文件	核对企业生产质量管理文件目录和文件的符合性(每少1份扣5分)	10	
生产能力(40分)	1．企业应制订产品生产工艺流程图,并配备能完成该工艺的生产设备 2．企业应制订生产过程控制和管理文件	(1)查生产工艺流程图,查看主要控制项目和控制点 (2)对应查看生产设备的种类、数量及状态是否能满足生产的需要 (3)查看是否制订生产过程控制和管理文件	20	
	3．企业应建立生产设备管理制度,包括维修、保养以及使用,并对生产设备制定操作规程,在设备明显处标明设备状态	查企业的生产设备管理制度及相关记录,至少应包括设备的采购、安装调试、设备档案、操作规程、保养规程、状态标识及停用报废的程序	20	
检验能力(70分)	1．企业应具有与生产产品相适应的检验设备,且其精度应符合检验要求	(1)根据产品标准中所规定的出厂检验项目,查企业是否具备相应的检测设备	否决项	
		(2)设备的精度应比被测指标高1个精度	10	
	2．企业应按照要求进行各项检验并逐项制定原材料验收规程、出厂检验规程;检验员均应经培训,能够独立、正确地完成操作	(1)检查检验规程 (2)查培训记录,询问检验员,必要时可要求其现场操作	20	
	3．企业应对检验设备(含计量器具)管理建立制度	查检验设备管理制度,应包括采购、入库、首次检定、使用保养、周期检定及停用报废等内容	10	
	4．检验设备应按规定周期检定并有明显合格标志	查检定合格证及检定标签(1个检验设备未检定扣5分)	20	
	5．产品生产对环境有特殊要求的,配备相应的环境检测设备	查环境检测设备(缺1个检测设备扣5分)	10	

二、办理产品注册证的程序和要求

（一）编制质量体系文件

办理产品注册证必须依据《医疗器械质量管理体系用于法规的要求》（YY/T 0287-2017）和质量管理体系要求（GB/T 19001）这两个标准建立和实施企业质量管理体系，即结合自身的现实情况编制体系文件质量手册和程序文件。

1. 质量手册　质量手册需阐明义齿加工企业的质量方针、目标，概括描述企业质量管理体系，明确规定企业所有涉及质量及质量管理的高级管理者和部门、班组，其管理的特点、职责权限、互相关系。质量手册是用于指导企业全体员工质量管理活动的纲领性文件。质量手册适用于企业承接的口腔修复体模型，指导企业从业务洽谈到口腔修复体生产的质量管理及交付验收的全过程的控制。

2. 程序文件　程序文件是义齿加工企业质量手册的支持性文件，经审核批准后发布实施，是企业的法律性文件，全体员工必须遵照执行。程序文件包含文件控制程序、记录控制程序、信息沟通控制程序、管理评审控制程序、人力资源控制程序、与顾客有关的过程控制程序、设计和开发控制程序、采购控制程序、生产提供控制程序、服务控制程序、标识和可追溯性控制程序、顾客财产控制程序、产品防护控制程序、监视和测量装置控制程序、顾客满意度调查控制程序、内部体系审核控制程序、产品监视和测量控制程序、不合格品控制程序、统计技术控制程序、纠正和预防措施控制程序、合同评审控制程序、过程控制程序、检验控制程序及售后服务控制程序等。

在质量手册和程序文件的基础上，补充企业的管理文件和相关的记录。管理文件涉及企业的四大过程，即管理职责、资源管理、产品实现、测量分析和改进。其中，管理职责明确管理部门及相关职位人员的职责与权限。资源管理所包含的是相关的管理制度，如设备管理制度、设备维护制度、各阶层人员职责与权限等。产品实现过程包含的是整个生产过程，如作业指导书、原材料采购制度、进货物资验证规定、不合格品处置规定、设备操作规程、产品检验规定等。测量分析和改进所包含的是数据统计、相关的检验规程等。相关记录也是一种文件，其中主要的记录包括进货物资验证记录、合格供方评定记录、过程检验记录、不合格品处置记录、出厂检验记录、产品销售记录等。除此之外，还有一些如设备台账、领料单、入库单、设备维护记录等作为辅助性的记录。实施质量体系完全在于完善相关的记录和文件，记录是体系运行的重要证据。

（二）产品注册证办理流程

产品注册证办理流程为编写产品技术标准，产品检测，上报体系文件，现场考核，上报注册资料，领证。

注册资料包括：

1. 境内医疗器械注册申请表。

2. 医疗器械生产企业资格证明　包括生产企业许可证、营业执照副本，并且所申请产品应当在生产企业许可证核定的生产范围之内。

3. 产品技术报告　至少应当包括技术指标或者主要性能要求的确定依据等内容。

4. 安全风险分析报告　按照《医疗器械风险分析》标准的要求编制，应当有能量危害、生物学危害、环境危害、有关使用的危害和由功能失效、维护不周及老化引起的危害等五个方面的分析以及相应的防范措施。

5. 适用的产品标准及说明　采用国家标准、行业标准作为产品的适用标准的，应当提交所采纳的国家标准、行业标准的文本。注册产品标准应当由生产企业签章。生产企业应当提供所申请产品符合国家标准、行业标准的声明，生产企业承担产品上市后的质量责任的声明以及有关产品型号、规格划分的说明。

6. 产品性能自测报告　产品性能自测项目为注册产品标准中规定的出厂检测项目，应当有主检人或者主检负责人、审核人签字。

7. 医疗器械检测机构出具的产品注册检测报告　需要进行临床试验的医疗器械，应当提交临床试验开始前半年内由医疗器械检测机构出具的检测报告。不需要进行临床试验的医疗器械，应当提交注册受理前 1 年内由医疗器械检测机构出具的检测报告。

8. 医疗器械临床试验资料　根据有关法令的要求，如果可以提供同类已经上市产品的临床试验报告或在相关的刊物上有过同类产品的介绍文献资料，均可豁免产品的临床试验。

9. 医疗器械说明书。

10. 产品生产质量体系考核（认证）的有效证明文件，根据对不同产品的要求，提供相应的质量体系考核报告。

11. 所提交材料真实性的自我保证声明　包括所提交材料的清单、生产企业承担法律责任的承诺。

口腔义齿属于医疗器械，由于该类产品本身的特殊性，在研制、生产、使用环节中，违法违规行为和安全事故时有发生，而加工过程是口腔义齿质量控制的重点，企业应具备合法的生产经营资格，加强对自身加工生产过程的监督管理，积极推行符合国家相关标准和产品质量要求的定制式义齿产品标准，切实保证产品的安全有效，奠定企业可持续发展的基础。

 本章小结

　　本章节重点介绍了开设义齿加工企业所需要的前期策划、结构布局，简单介绍了义齿加工企业生产许可证办理的程序和要求以及质量手册和程序文件的主要内容，为义齿加工企业的开设提供了初期思路，为义齿加工企业的高效运作提供保障。同时，也为口腔技师创造了良好的工作场所，对提高修复体制作质量，辅助口腔临床诊疗有着十分重要的意义。

思考题

1. 义齿加工企业的场地设计应符合人体生物工程学要求，其主导思想应体现出哪些要素？

2. 按流程和规范设计，义齿加工企业的结构布局一般应包含哪些功能分区？

3.《医疗器械生产企业许可证》现场审查评分表中有哪些是"否决条款"？

（陈凤贞）

参 考 文 献

1. 张文昌,于维英. 西方管理思想发展史. 济南:山东人民出版社,2007.
2. 陈劲. 管理学. 北京:中国人民大学出版社,2010.
3. 万佳丽,韩磊. 管理理论与实务. 2 版. 北京:人民邮电出版社,2014.
4. 吕广辉. 口腔工艺技术概论. 2 版. 北京:人民卫生出版社,2009.
5. 于海洋. 口腔固定修复工艺学. 2 版. 北京:人民卫生出版社,2014.
6. 孙贵范. 职业卫生与职业医学. 北京:人民卫生出版社,2012.
7. 杨克敌. 环境卫生学. 7 版. 北京:人民卫生出版社,2012.
8. 汪建荣. 卫生法. 4 版. 北京:人民卫生出版社,2013.
9. 韩科,彭东. 口腔修复工艺学. 北京:北京大学医学出版社,2013.
10. 冯海兰,徐军. 口腔修复学. 2 版. 北京:北京大学医学出版社,2012.
11. 赵铱民. 口腔修复学. 7 版. 北京:人民卫生出版社,2012.
12. 姚江武. 口腔技工工艺学. 北京:北京科学技术出版社,2006.
13. G. P. 麦吉夫尼,A.B. 卡尔. McCracken 可摘局部义齿修复学. 10 版. 杨亚东,姜婷,译. 北京:科学出版社,2003.